AF338164

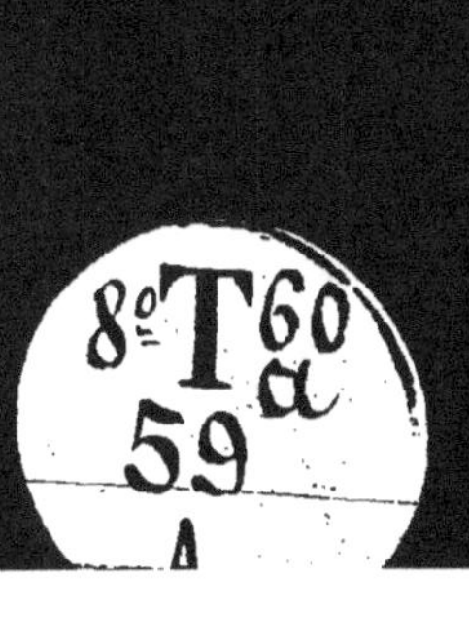

LA VIVISECTION

SES DANGERS ET SES CRIMES

D. METZGER

LA VIVISECTION

SES DANGERS ET SES CRIMES

> « Je me défie de la science pour la science. Si la science n'est pas bonne, c'est qu'elle n'est pas vraie. Que diriez-vous d'une science qui aurait avivé les plaies de la torture, attisé les bûchers de l'Inquisition? S'il y a une science qui affirme que la force prime le droit, il faut la placer au rang des fléaux, la vouer à l'éternelle malédiction. »
>
> E. CASTELAR.

Ouvrage couronné par la Société française contre la Vivisection

(Prix de Mme la Comtesse de Noailles)

DEUXIÈME ÉDITION

Avec notes et commentaires

PAR

Philippe MARÉCHAL

Docteur en médecine de la Faculté de Paris
Vice-Président de la Société protectrice des Animaux
Vice-Président de la Société française contre la Vivisection

PARIS

AU SIÈGE SOCIAL
19, rue Blanche
(Hôtel de la Société des Ingénieurs civils de France)

A LA
LIBRAIRIE FISCHBACHER
SOCIÉTÉ ANONYME
33, rue de Seine, 33

1906

A Madame ENGEL-DOLLFUS

A Monsieur Arthur ENGEL

Vous avez bien voulu m'autoriser à inscrire vos noms en tête de ces pages destinées à défendre une cause qui vous est chère, celle de l'humanité envers tous les êtres vivants et sensibles : hommes et animaux. Je ne raconterai pas vos efforts et vos sacrifices pour hâter le triomphe des idées de justice et d'universelle sympathie qui sont les vôtres. Vous ne le voudriez pas. Comment ne pas rappeler cependant — ne fût-ce que pour répondre aux insinuations malveillantes de ceux qui nous reprochent de nous apitoyer sur le sort des animaux et de n'avoir pas d'entrailles pour les souffrances humaines — avec quel dévouement, quelle générosité et quelle intelligence pratique des vrais besoins du travailleur vous avez, vous et les vôtres, concouru au bien-être et au relèvement moral de l'ouvrier? Mulhouse, les Cités ouvrières et les Œuvres qui s'y rattachent loueront longtemps encore l'initiative hardie et si pleine de résultats heureux de Jean Dollfus et de F. Engel-Dollfus. Mais si, continuant de nobles traditions, vous avez, à votre tour, noblement acquitté votre dette envers vos semblables, vous n'avez pas cru pouvoir ni devoir vous arrêter là. Au-dessous de l'homme vous avez vu d'autres êtres capables, eux aussi, de sentir et de souffrir. Le récit des tortures qui leur sont infligées dans les laboratoires de physiologie, sous prétexte d'expériences scientifiques, a ému vos cœurs, et vous êtes intervenus en leur faveur pour obtenir la cessation de pratiques aussi cruelles et odieuses qu'elles sont inutiles ou dangereuses.

Vous avez compris et senti que l'humanité s'étend plus loin que l'homme, que nous devons également justice et sympathie aux êtres inférieurs de la création. Là est la vérité, là le bien. La lutte engagée sera peut-être longue. Nous avons affaire à un engouement qui a pris un développement excessif et qui s'est fortement ancré dans les cœurs. Mais grâce à des dévouements comme ceux dont vous donnez l'exemple, avec Mme la comtesse de Noailles et tant d'autres, qui chez nous et ailleurs travaillent à la même œuvre, la victoire, en fin de compte, restera aux défenseurs du droit.

Je m'arrête. Permettez-moi seulement, en terminant, de vous exprimer, avec mes sentiments de vive gratitude, l'assurance de mon respectueux et sympathique dévouement.

D. METZGER.

AVANT-PROPOS DE LA DEUXIÈME ÉDITION

En publiant, grâce à l'inépuisable générosité de
Mᵐᵉ la comtesse de Noailles, une nouvelle édition du
beau livre de M. Metzger, la Société française contre
la Vivisection a pensé, étant donné l'époque déjà
lointaine de son apparition, qu'il serait utile de tenir
compte des modifications apportées par le temps et
les découvertes nouvelles aux faits et aux opinions
rapportés par l'auteur.

En acceptant ce travail de mise au point si ardu et
si ingrat par moment, M. le docteur Maréchal,
l'éminent vice-président de la Société, dont la com-
pétence et la haute valeur scientifiques sont reconnues
de tous, — M. le docteur Maréchal, disons-nous, a
prouvé une fois de plus son dévouement sans bornes
à la cause du bien et de la justice.

Grâce à lui, le lecteur pourra suivre pas à pas la
marche du progrès, et se rendre compte d'une façon
plus tangible encore de la lente mais indéniable

évolution qui éloigne de jour en jour les vrais hommes de science des procédés absurdes et barbares qui révoltent au même degré la conscience de l'honnête homme et la logique du savant.

Mais en dehors des milieux scientifiques, une grande partie des vœux humanitaires de M. Metzger se sont réalisés. L'état d'esprit du public s'est modifié grâce aux efforts inlassables des antivivisectionnistes.

Des protestations opportunes, des communiqués à la presse, des conférences ont secoué l'indifférence générale, révélé les dangers et les crimes de la vivisection, amené des adeptes à notre cause, créé un mouvement qui ne tardera pas à porter ses fruits. Les pontifes qui professent cette odieuse hérésie scientifique commencent à se sentir ébranlés dans leurs chaires.

Le retentissant procès de M. Coleridge, la condamnation de cet homme de cœur à 50.000 fr. de dommages-intérêts envers un vivisecteur justement flétri au sein d'une Société protectrice, ont démontré à quel point M. Metzger avait eu raison de déplorer l'intrusion de ces cyniques personnages dans les milieux protecteurs.

A la suite du vœu énergique émis par la Société française contre la Vivisection : « que les portes des Protectrices fussent fermées aux apôtres et partisans de la vivisection », nous avons tout lieu d'espérer que cette aberration ne se verra plus, de vivisecteurs de marque siégeant au conseil de Sociétés chargées de la protection des animaux.

En un mot, nous avons le ferme espoir de voir prochainement l'opinion publique s'associer à nos efforts, si nous en jugeons par l'unanime réprobation qui, lors d'une affaire retentissante, s'éleva contre l'abus d'expériences aussi ridicules qu'inutiles, par leurs contradictions scandaleuses.

DE LA VIVISECTION

ET DE SON DÉVELOPPEMENT

Son origine. — A nous en tenir au sens étymologique du mot — *vivus*, vivant; *sectio*, action de découper, — la vivisection consisterait à découper les animaux vivants, ou, pour employer l'expression de Cl. Bernard, elle ne serait qu' « une dissection anatomique sur le vivant ». Mais on se ferait une idée très fausse et très insuffisante de la vivisection si on la restreignait à ce point. Le champ qu'elle embrasse est infiniment plus vaste; les atrocités dont elle est la cause ou le prétexte s'étendent beaucoup plus loin. On pourrait à peine — nous le montrerons tout à l'heure — imaginer une expérience, un genre de supplice, qui aient échappé à nos savants (1)(1). Comme les moines du moyen âge et des guerres de Religion ont fait preuve d'un génie véritablement infernal dans la découverte des systèmes de torture, tant morale que physique, les plus propres à hâter la conversion des hérétiques ou le triomphe de la vérité — de leur vérité! — ainsi nos vivisecteurs se sont ingéniés avec un talent merveilleux, digne d'une meilleure cause, à infliger aux sujets qui servent à leurs expériences, les souffrances les plus raffinées et les plus épouvantables. Comme ceux-là croyaient se rendre agréables à Dieu en lui offrant, en guise d'encens, le sang et la vie des mécréants, eux se figurent, par leurs procédés inhumains, servir la science (2) — une

(1) Voir à la fin du volume (page 237) les *Notes et Commentaires.*

1

certaine science — qui est leur idole, qui est leur fétiche. Qu'importent les moyens ? Ils ne voient que le but. Leur fanatisme ne diffère pas de l'autre : il est égoïste et féroce jusqu'à la cruauté la plus odieuse, jusqu'aux plus révoltantes barbaries.

La vivisection ne date pas de nos jours. On pourrait presque dire qu'elle est aussi ancienne que la médecine elle-même. Mais, sans doute, n'avait-on pas dans l'antiquité les mêmes idées que de nos jours. Il ne semble pas, du moins, que, dans les premiers temps, on ait cru pouvoir tirer grand profit, pour l'homme, des expériences faites sur les animaux. Aussi, les médecins se faisaient-ils livrer — la chose alors paraissait toute simple — des criminels, des condamnés à mort pour expérimenter sur eux (3). Dans ces conditions, le droit d'user et d'abuser des animaux n'était, bien entendu, contesté par personne, si l'on excepte toutefois quelques philosophes et fondateurs de religions.

Les vivisections humaines auraient donc précédé les vivisections animales. Celles-ci ne paraissent guère avoir été pratiquées avant Galien qu'on pourrait, en conséquence, considérer comme l'inventeur ou le *metteur en train* des recherches qui, dans ces dernières années, ont pris un si effrayant développement.

Galien ne prenait pas ses sujets au hasard (4). Les singes, dont la conformation extérieure a le plus d'analogie avec la nôtre ; les porcs, qui ont une organisation intérieure, à certains égards, assez voisine de celle de l'homme, étaient ceux qu'il choisissait de préférence.

Sans être aussi savant ni aussi raffiné que les expérimentateurs de nos jours, il n'ignorait pas cependant l'art de mutiler, de blesser, de détruire ou d'enlever les organes ou portions d'organes dont il désirait connaître l'usage ou le fonctionnement. Les troubles qu'il observait dans l'organisme lui-même, après la destruction ou la disparition de l'organe, lui servaient d'indication à ce sujet. N'en est-il pas de même aujourd'hui? Nos physiologistes ne font-ils pas exactement comme Galien? N'est-ce pas par la mutilation ou l'extirpation des organes (5) qu'ils prétendent arriver à la connaissance des fonctions que ces mêmes organes accomplissent dans le corps? Mieux que cela : les expériences de Galien — à dix-huit siècles de distance — se répètent tous les jours dans les laboratoires de tous les pays civilisés. Qu'on en juge : « Il a étudié par lui-même les effets de la destruction de la moelle épinière à des hauteurs diverses, ceux de la perforation de la poitrine d'un côté ou des deux côtés à la fois; les effets de la section des nerfs qui se rendent aux muscles intercostaux et de celle du nerf récurrent. Il a lié les artères, institué des expériences sur le mécanisme de la déglutition..... (1) »

Son développement. — Cependant la vivisection n'était pas entrée dans les mœurs. La lente décomposition de l'empire romain, l'invasion des barbares, les ténèbres intellectuelles qui suivirent, la misère, les incertitudes et les violences des temps, l'oppression, enfin, de la pensée à travers les longs siècles du moyen âge : tout autant de conditions peu favorables aux préoccupations scientifiques (6). Il faut arriver à la Renaissance, à cette splendide résurrection de l'esprit humain secouant ses chaînes et brisant les entraves qui le retenaient captif, pour voir reparaître, avec quelque suite du moins, des études et des recherches dès longtemps négligées et oubliées.

A partir de ce moment paraissent des noms que la science retient et réclame comme siens : Vésale, Fallope, Harvey, Graaf, Aselli, Haller (7), d'autres encore qui sont connus, et dignes de l'être, bien moins, on peut, je crois, l'affirmer sans crainte, à cause des expériences faites sur les êtres vivants, que par des découvertes dues à l'observation et à la dissection des cadavres.

(1) Cl. Bernard. *Introd. à l'Ét. de la Méd. exp.*, p. 175.

Cependant la voie est ouverte. On s'y engage de plus en plus nombreux. Les vivisections vont se développant et se multipliant sans cesse. Mais ce n'est qu'au dix-neuvième siècle que la science, sous l'influence de Magendie principalement, se laissa entraîner, à pleines voiles, dans l'expérimentation physiologique.

Désormais, le gouffre s'élargit et se creuse de jour en jour (8). Les observateurs deviennent légion. Partout se fondent des laboratoires pour l'étude de la vie et de ses conditions, étude qu'on ne croit sérieusement possible que par celle de la souffrance et de la mort. « La science de la vie, dit Cl. Bernard, ne peut se constituer que par des expériences, et l'on ne peut sauver de la mort, des êtres vivants, qu'après en avoir sacrifié d'autres. »

Il ne s'agit donc plus aujourd'hui d'expériences isolées, tentées çà et là. La vivisection est devenue un procédé de recherches méthodiques et constantes. Elle serait, au dire de certains esprits, aussi absolument indispensable à la médecine et aux médecins que peuvent l'être les manipulations chimiques à celui qui désire connaître les propriétés de la matière brute. Ces esprits ne comprennent pas et n'admettent pas qu'il puisse y avoir, sans elle, « une médecine scientifique ». Ils se trompent, certes, et lourdement : nous le démontrerons avec preuves et faits à l'appui. Il n'en demeure pas moins — l'éternelle moutonnerie humaine le veut ainsi — que les laboratoires se multiplient à l'infini. Tout hôpital a, ou veut avoir, le sien (9). Ce n'est pas tout. Aux laboratoires officiels, placés sous le haut patronage des gouvernements, s'ajoutent les laboratoires privés. Ce n'est pas tout encore. Bien que Cl. Bernard ait dit que la « dissection sur le vivant suppose la dissection préalable sur le mort » ; malgré cette observation de M. Beaunis : « Une connaissance parfaite de la structure des animaux les plus employés (10) est indispensable à l'opérateur, et les particularités anatomiques sont de la plus grande importance, car elles permettent chez tel

animal une opération qui serait impossible sur une autre
espèce : c'est là un des points les plus délicats de la technique
physiologique, et cette connaissance ne s'acquiert que par
l'expérience et une expérience prolongée » ; — malgré cela,
des étudiants qui ne connaissent rien, ou autant que rien,
de l'organisme humain ou animal n'en font pas moins,
chez eux, des expériences de vivisection. Il y a plus : de
jeunes filles (11) — peut-être sont-elles charmantes ! —
de leurs doigts fins et délicats, se plaisent à fouiller dans
les chairs toutes chaudes, toutes saignantes, toutes pante-
lantes des animaux vivants : délicieux passe-temps, qui
convient bien à la grâce et à la douceur de la femme !

Et cependant, tout cela ne suffit pas encore à nos physiologistes. Convaincu que le laboratoire est la condition
sine qua non du développement de la médecine expérimentale, que c'est là que se « préparent » les progrès de la
médecine pratique, tel d'entre eux regrette que l'utilité de
ces expériences ait été comprise si tard chez nous, dans ces
derniers temps seulement. Nous aurions eu le tort impar-
donnable de nous laisser devancer, dans cette voie, par
l'Allemagne où il n'existait pas une Université, si petite
fût-elle, qui n'eût son institut physiologique, alors qu'en
France les Facultés de médecine en étaient dépourvues.
Oh ! les choses ont bien changé depuis, nos progrès ont
été rapides, très rapides, hélas ! Mais — l'appétit vient en
mangeant — si vivement qu'on ait marché, il reste bien
à faire, de nombreux *desiderata* à combler.

Par exemple, par le fait que le goût, en France, de l'expérimentation sur les animaux ne date que d'hier — l'idée
est de M. Beaunis, — le personnel physiologique est d'une
insuffisance notoire (12). Il le faudrait « analogue à celui
qui existe pour la chimie ou pour la clinique » ; idéal
qu'on n'est pas près d'atteindre.

Tenez, supposez une faculté de médecine. Tous les étudiants — il n'y a ni médecine expérimentale ni progrès

dans la médecine pratique sans cela — tous les étudiants
devraient pouvoir être admis dans les laboratoires
de physiologie, et c'est à peine si quelques-uns le sont.
Mais si dans les petites facultés, comme celle, par exemple, de Nancy — c'est M. Beaunis qui parle, — on en est
réduit là, les choses sont pires encore ailleurs, dans les
grandes facultés comme celle de Paris. Bien loin que tous
les étudiants puissent directement s'intéresser aux expériences, la majorité d'entre eux ne sait pas même ce que
c'est qu'un laboratoire de physiologie (13). Plus grand
encore est le mal dans les écoles secondaires; là, le laboratoire manque complètement : maîtres et élèves sont
logés à la même enseigne.

Et pourtant — c'est toujours M. Beaunis qui parle — la
physiologie est « aussi nécessaire au médecin que l'anatomie et la chimie » (14). Or, de même qu'on ne « comprendrait pas l'étude de l'anatomie et de la chimie sans travaux
pratiques », on ne comprend pas davantage, sans eux, celle
de la physiologie. Que faire donc? Remédier à ce défaut.
C'est ce que se propose le savant professeur de Nancy.
Comment? Simplement, étant donné « l'impossibilité de
trouver accès dans les laboratoires, qui sont insuffisants
ou n'existent pas », *en demandant à chaque étudiant d'ins-
taller chez lui, et à peu de frais, son laboratoire de physiologie.*

Ce laboratoire sera sommaire autant qu'on voudra. Il
n'en permettra pas moins à l'étudiant d'étudier les principales questions physiologiques, et de répéter les expériences fondamentales, dût-il se restreindre à un seul animal : la grenouille.

Voilà donc où l'on veut nous mener. Ce n'est pas assez
des laboratoires officiels dont le nombre va toujours
croissant; ce n'est pas assez des laboratoires privés qui se
sont installés de-ci et de-là; il ne suffit pas des expériences
plus ou moins clandestines qui se font dans les chambres

mêmes des étudiants. On veut plus et mieux : que tout candidat-médecin ait son laboratoire (**15**). Cette tendance, vers la réalisation de laquelle nous marchons, doit être combattue, sans trêve ni repos, avec un zèle et une ardeur qui n'auront le droit de se relâcher que lorsque nous aurons bataille gagnée, c'est-à-dire lorsque la vivisection sera ou complètement abolie, ou renfermée dans des limites étroites et précises d'où elle ne puisse plus sortir.

Veut-on des preuves plus matérielles, plus tangibles de la grandeur et de l'étendue du mal? Qu'on se rappelle Magendie et ses *huit mille* chiens sacrifiés à l'étude de la distinction des nerfs en sensitifs et en moteurs, étude qui n'avait plus besoin d'être faite, la question ayant été antérieurement résolue par Ch. Bell; — qu'on se rappelle les *six mille* animaux sacrifiés par Orfila à ses expériences toxicologiques, sans guère plus de profit réel pour la science; — Schiff qu'on accuse d'avoir à lui seul immolé *quatorze mille* animaux en l'honneur de la physiologie expérimentale; — Bennett, qui abandonne ses recherches sur les poisons après *six cent dix-neuf expériences inutiles*; — cet autre vivisecteur dont parle Cl. Bernard, qui se vantait d'avoir répété *trois cent trente fois* une expérience sur les racines des nerfs rachidiens pour réfuter une *seule* opinion de Magendie!

Le journal *La Lumière*, de Vienne, estime que le nombre des animaux victimes des vivisections dans cette capitale ne s'élève pas, pour les années 1850 à 1852, à moins de *cinquante-six mille, dont vingt-six mille chiens, vingt-cinq mille chats et lapins, et cinq mille grands mammifères.*

Que de fois, dans le cours des recherches sur ce sujet poignant, on retrouve *des cent, des deux cents, des trois cents expériences et plus* faites à propos d'une même question, par un même physiologiste! Qu'on parcoure les nombreuses revues consacrées aux comptes rendus des travaux des laboratoires, — littérature immense : *Archives de Physiologie, Bulletin de la Société de Biologie,* diverses *Gazettes médicales, Archives italiennes de Biologie, Pfluger's Archiv,* etc., etc., et l'on verra qu'il est énorme, effrayant, le chiffre annuel des êtres vivants et sensibles (16) pris, jour après jour, pour des expériences en réalité sans portée scientifique.

Citerai-je les noms des vivisecteurs eux-mêmes? Il me faudrait des pages pour en énumérer seulement les principaux : Magendie, Flourens, Bouillaud, Cl. Bernard, P. Bert, Longet, Blondlot, Brachet, Vulpian, Brown-Sequard, Eug. Dupuy, Couty, Chouppe, Binet, François Franck, Pitres, Ch. Richet, Beaunis, E. Cyon, Munk, Seegen, Goltz, Heidenhain, Lœw, Mantegazza, U. Mosso, Ferrier, Hitzig, Horsley, etc., etc., etc. C'est par centaines qu'ils se comptent dans des divers pays. Mais je n'insiste pas. Et je passe aux moyens mis en usage par la vivisection.

Ses moyens. — Ses moyens!... Qu'on imagine tout ce qu'on voudra en fait d'atrocité, je doute qu'on trouve jamais rien de plus hideux et de plus abominable que ce qui se pratique journellement dans les laboratoires de physiologie. Depuis la mort par la faim jusqu'à celle par asphyxie; depuis les animaux gelés vivants jusqu'à ceux qu'on arrose d'huile bouillante ou de térébenthine; depuis ceux qu'on écorche tout vifs jusqu'à ceux qu'on recouvre d'un vernis imperméable; depuis ceux dont on mutile le cerveau ou la moelle jusqu'à ceux qu'on éventre pour leur arracher les petits qu'ils portent; depuis ceux dont on tiraille ou tenaille les nerfs jusqu'à ceux auxquels on fait l'ablation des reins, de la rate ou de tel autre organe, il ne se conçoit rien de plus horrible que ces expériences odieuses qui se pratiquent sous le couvert de la science avec la complicité des gouvernements et des lois. Mais les exemples valent mieux que les phrases; ils frappent davantage l'esprit et le cœur. En voici :

1° Les expérimentateurs sont M. le professeur Paschutin

et M. le docteur Petermann. Ils prennent des chiens qu'ils écorchent tout vifs. La peau est enlevée de tout le corps, excepté sous le ventre, aux pattes et à la tête : *le tout sans aucun narcotique*. Ainsi mutilés, vivants et lamentables, on les enveloppe dans de l'ouate et des chiffons, après quoi on les soumet aux méthodes d'observation les plus délicates, pour voir ce qui arrivera. Ce qui en arrive, on le devine aisément : ouate, chiffons, réchauffement artificiel, rien n'y fait : les animaux meurent;

2° Les expériences qui suivent sont encore plus ridicules et absurdes qu'odieuses : l'opérateur, cette fois, est M. le professeur-docteur Auguste Weismann, zoologiste (Fribourg). Il parle de ses travaux devant la 61ᵉ assemblée des naturalistes et médecins allemands (Cologne, septembre 1888). Ses essais ont porté sur des souris blanches. Une douzaine d'entre elles, auxquelles il avait coupé la queue, en engendrèrent trois cent trente jeunes dans l'espace de dix mois. Sur ce nombre, pas une dont la queue fût, tant soit peu, diminuée. — Il prit un certain nombre de la nouvelle génération, les éleva, leur coupa la queue, et en obtint deux cents jeunes, également tous pourvus d'une queue complète. — Une troisième et une quatrième génération subirent la même mutilation avec le même résultat. En somme, sur sept cents souris nées de parents sans queue, pas une dont la queue ne fût parfaitement normale. — On devine qu'il s'agissait ici d'étudier l'hérédité des mutilations;

3° Le docteur Murdoch rend compte, en ces termes, de ce qu'il a vu à l'École vétérinaire d'Alfort : « Une petite jument alezane avait malheureusement survécu aux innombrables tortures d'une seule journée, et n'avait plus de ressemblance avec un être de notre monde. Les reins étaient ouverts, la peau déchirée, labourée au fer rouge, et traversée par des douzaines de sétons, les tendons étaient coupés, les sabots arrachés, les yeux crevés. Et la pauvre créature, aveugle et sans défense, fut placée debout, *au milieu des rires*, sur ses pieds saignants, pour montrer aux opérateurs présents, occupés à lacérer sept autres chevaux, tout ce que la dextérité des hommes peut produire sans amener la mort » ;

4° MM. Ch. Richet et Rondeau enfermaient des tortues dans du plâtre, les muraient, « et, malgré l'inanition, malgré l'énorme diminution des échanges gazeux respiratoires, elles ne sont mortes qu'au bout d'un temps très long : deux mois ». D'autres supportent l'abstinence plus longtemps encore, jusqu'à dix-huit mois, suivant Redi. Les grenouilles des aquariums n'auraient pas besoin d'être nourries. En général, les animaux à sang froid résistent beaucoup plus longtemps à l'inanition que les animaux à sang chaud. Mais pour les uns et pour les autres, la mort arriverait après une perte de 40 0/0 de leur poids.

Il résulterait d'une statistique — basée, je suppose, sur des recherches *ad hoc* — qu'un chien peut vivre sans nourriture de 21 à 61 jours, 33 jours en moyenne. Pour les chats, cette moyenne serait de 20 jours ; de 13 pour les lapins, et de 21 pour les chevaux (1) ;

5° Paul Bert a fait de nombreuses expériences sur le refroidissement rapide de la température chez les animaux. Il plaçait ses sujets, chiens et lapins, dans un courant d'eau à dix degrés, attachés sur une planche verticale, et immergés jusqu'au cou. La température était prise dans l'œsophage, près de l'estomac. La chute, très rapide dans les premières minutes, se ralentissait dès la fin du premier quart d'heure : elle était ordinairement de 10 degrés en une demi-heure.

Vrai pour des animaux dont la santé est parfaite, le fait cesse de l'être pour ceux qui sont plus ou moins épuisés par des saignées préalables : si, par exemple, on soutire à un animal une quantité de sang égale au cinquantième du poids de son corps, la température baisse beaucoup moins vite (2) ;

(1) *Revue scientifique*, 8 juin 1889.
(2) *Comptes rendus de la Société de Biol.*, 1883, p. 99.

6° Un certain docteur Neftel, de New-York, voulant connaître l'origine de certaines maladies des femmes, fit, dans ce but, des expériences dans le laboratoire de Virchow. En serrant la poitrine des lapins — ses sujets d'expérience — dans des bandages, il les faisait mourir petit à petit (17).

Après les lapins, les chiens. Les bandages qui avaient servi aux premiers furent remplacés par des corsets de sparadrap. Un des animaux ne tarda pas à succomber à ce traitement, pour le plus grand honneur de la science. D'autres, moins heureux, résistèrent à la geôle inusitée qui leur comprimait les poumons, mais ce fut pour être tués ensuite.

En fin de compte, les expériences furent abandonnées, comme ne pouvant rien prouver;

7° M. Eugène Dupuy, prenant une chienne pleine qui devait bientôt mettre bas, lui fend l'utérus de façon à pouvoir voir les petits dans le sac amniotique. Puis il applique une ligature sur la trachée de la mère. Dans ces conditions, les petits, au bout de quelques minutes, font des efforts inspiratoires très violents. Le liquide amniotique sort en jets de leurs narines.

Débarrasse-t-on la mère de la ligature qui gêne sa respiration, les efforts inspiratoires des petits cessent dans un temps qui ne dépasse pas sept minutes. — Par ces expériences (18), plusieurs fois répétées, M. Eugène Dupuy entendait se rendre compte de la cause efficace de la première inspiration du fœtus, comme de l'état où se trouve celui-ci, sous le rapport de la respiration, au moment de la naissance : double question sur laquelle les physiologistes étaient en désaccord (1);

8° M. W. Reyer avait déjà fait des expériences semblables : après avoir, par la palpation, reconnu sur une femelle de cobaye la position précise d'une tête de fœtus,

____

(1) *Comptes rendus de la Société de Biol.*, 1886, p. 16.

il en met le museau à nu par une petite incision pratiquée dans le corps de la mère. « Immédiatement, moins d'une demi-minute après, la respiration commence. On voit les orifices des narines se dilater et se rétrécir : les inspira-tions succèdent aux expirations sans la moindre dyspnée. La respiration est irrégulière comme force et comme fré-quence. Toute excitation énergique de la partie du fœtus qui est hors du ventre de la mère provoque constam-ment une inspiration profonde, et lorsque le fœtus est à terme, un cri d'expiration. L'inspiration s'accompagne d'ouverture de la bouche, surtout lorsqu'on a pincé les lèvres ou la peau de la face. Après la disparition de l'exci-tation cutanée, la respiration continue à se faire par le nez et reste superficielle. Au bout de cinq minutes mini-mum d'une semblable respiration, les poumons surnagent. Le fœtus a donc complètement respiré, et ses poumons se sont complètement développés dans le sein de la mère, et cela malgré la conservation intégrale de la circulation et de la respiration placentaire (1) ; »

9° On sait, à n'en pas douter, qu'une nourriture trop chaude est nuisible à la santé. Les expériences étaient donc inutiles. Tel ne fut pas l'avis de M. le docteur Spaut qui voulut *voir* sur des animaux, de pauvres lapins, dans l'es-tomac desquels il versait de l'eau chauffée de 60 à 120 de-grés. On se figure dans quel état ils pouvaient se trouver après cela : les atroces souffrances qu'ils enduraient ne prenaient fin que par la mort, plusieurs jours après l'expérience ;

10° M. le professeur N. Simanowski, à Saint-Pétersbourg (*Pfluger's Archiv*, Band 42. An. 1888), a fait de nombreuses expériences sur les cordes vocales, pour l'étude des nerfs qui commandent les différents groupes de muscles du larynx.

On enlève les muscles, soit par incision, soit en les grat-

(1) *Revue des Sciences médic.*, 15 janvier 1884, p. 420.

tant avec un couteau. Les animaux ne sont pas choisis au hasard. Il en faut donc le larynx soit capable de produire *des sons musicaux* d'une certaine force et durée : des chiens de préférence. Beaucoup succombent aux opérations préliminaires. Ainsi sur *sept*, Simanowski ne put en utiliser que *deux* pour le but spécial qu'il avait en vue. *Ils étaient chanteurs à leur façon.* Couchés sur la table, attachés, la gueule ouverte, ils rendaient d'eux-mêmes, et cela d'une manière continue, *des sons d'une hauteur et d'une force déterminée, aussi longtemps que durait l'expérience qui, parfois, se prolongeait une heure et plus.....* On trouve cependant des chiens que *rien ne peut décider à produire des sons : — la plus grande douleur leur arrache seulement un très court gémissement.*

C'est la contre-partie de ce que raconte Bouillaud, dont un des chiens, auquel on avait trépané le crâne et enfoncé un fer rouge dans le cerveau, hurlait presque sans interruption : « *Nous essayâmes,* dit Bouillaud (1), *de le faire tenir tranquille en le battant, mais il cria encore plus fort. Il ne comprit pas la leçon : il était incorrigible* » ;

11° Schiff emplit parfois l'estomac de ses chiens, de sable, de cailloux ou de petites pierres calcaires, après avoir eu soin de lier au préalable le pylore. *Il se sert, pour cette opération délicate,* d'un long tube qu'il glisse par l'œsophage jusque dans la cavité stomacale. — Blondlot remplaçait les cailloux et le sable par du sel de cuisine, du carbonate de potasse, du poivre concassé, toutes substances plus irritantes les unes que les autres. — Magendie arrachait l'estomac et le remplaçait par une vessie pour étudier les contractions de cet organe durant les vomissements..... ;

12° Des anesthésiques : « Un chien avait déjà subi à plusieurs reprises des injections de morphine sous la peau ;

---

(1) C'est ce même Bouillaud qui, lors de la présentation du phonographe à l'Académie des Sciences, se précipita à la gorge de celui qui faisait la présentation, le traitant de simulateur et de ventriloque.

le lendemain on lui injecte de nouveau dans le tissu cellulaire dix centigrammes de la solution titrée de chlorhy-
drate de morphine. La narcotisation n'est pas très marquée
par suite de l'accoutumance. Alors on met à découvert
l'extrémité de la moelle lombaire; l'animal s'agite comme
s'il n'était pas sous l'influence de la morphine. On injecte
sous la dure-mère environ deux centigrammes de la solution titrée de morphine. Il se manifeste une agitation
effrayante, des cris terribles; les membres postérieurs sont
agités de mouvements convulsifs avec raideurs. L'animal
paraît rapporter les horribles douleurs qu'il éprouve presque autant à toute la superficie des membres postérieurs
qu'à la plaie qu'il s'efforce de lécher et de mordre (1). »

..... Je ne multiplierai pas davantage ces exemples. Ce
ne sont pas les plus douloureux ni les plus hideux. Ils suffisent toutefois pour donner quelque faible idée du champ
dans lequel se meut la physiologie. C'est tout ce que je
voulais pour le moment.

Son but. — Si quelque chose pouvait justifier la vivisection, c'est le but avoué qu'elle se propose : faire progresser
la science, soulager l'humanité (19). « A chaque victime
sacrifiée nous prétendons rattacher dans l'avenir le salut
d'une vie humaine. » *Si quelque chose...* ai-je dit; c'est
qu'en effet je n'oublie pas que la fin, fût-elle cent fois
excellente, ne saurait justifier les moyens en soi criminels. Certes, il était grand le but des inquisiteurs : ils ne
voulaient rien moins que sauver de la mort éternelle, du
diable et de l'enfer, les âmes qui se perdaient. Est-ce une
raison pour que nous admirions les bûchers, les in-pace,
les autodafés, tous les crimes commis au nom de Dieu
contre la conscience libre de l'homme? Non ; le mal est et
reste le mal, de quelques brillantes couleurs qu'il se pare,
sous quelques beaux noms qu'il se déguise.

(1) Cl. Bernard. *Leçons sur les anesthésiques*, p. 213, note.

Ainsi en est-il de la vivisection (20). On a beau nous vanter ses bienfaits, faire miroiter à nos yeux les plus séduisantes promesses d'avenir, nous ne pouvons détourner nos regards de l'atrocité des moyens qu'elle emploie ; nous ne croyons pas que la science, cette chose précieuse et sainte entre toutes, doive être acquise par des moyens que la conscience réprouve.

Au reste, tels moyens, telle fin. Le bien ne naît pas du mal. Il se peut qu'on se fasse momentanément illusion à cet égard. Le temps vient où tous les voiles se déchirent, et où les causes et les effets rentrent les unes dans les autres dans l'ordre de la logique et de la justice : celles-là, fatalement, portent leurs fruits bons ou mauvais, selon qu'elles-mêmes sont bonnes ou mauvaises. Donc, quoi qu'on dise et quoi qu'on fasse pour entretenir l'illusion dans les esprits, nous n'attendons rien de véritablement utile et bienfaisant de la vivisection.

Nous essaierons de faire partager notre opinion, non pas par des phrases plus ou moins éloquentes, mais par l'étude même des faits, par l'examen des expériences et des théories de ceux qui y consacrent leur vie. Nous les montrerons à l'œuvre, nous les opposerons les uns aux autres. Leurs contradictions dans toutes les parties de la science, l'opinion des hommes les mieux placés pour juger sainement des choses, les aveux des vivisecteurs eux-mêmes constitueront un ensemble de preuves suffisant, nous osons le croire, pour convaincre les hommes de bonne foi et de bonne volonté. C'est toute notre ambition.

Mais laissons parler les faits, écoutons leur langage.

LES FAITS

PHYSIOLOGIE DU CERVEAU

L'étude des fonctions du cerveau a, de tout temps, préoccupé les penseurs. Les physiologistes expérimentateurs se sont, par centaines, appliqués à déchiffrer l'énigme qu'il offre à la curiosité de l'esprit humain. Malgré cette légion de chercheurs, aucun Œdipe ne nous a encore donné la solution définitive et vraie du problème.

Organe singulièrement complexe, composé de parties très diverses, il peut être examiné à de nombreux points de vue, tous intéressants, tous enveloppés de mystères : quelles sont les fonctions auxquelles préside telle ou telle portion de l'organe? Les substances blanche ou grise sont-elles également excitables? et si oui, le sont-elles d'une manière connexe, ou indépendamment l'une de l'autre? Existe-t-il des centres moteurs? A quoi sont destinés le cervelet, le nœud vital? etc., etc.

Les expériences, en nombre presque infini, ont créé, dans ce domaine, un inextricable chaos. On s'en rendra compte, dans une certaine mesure, en suivant l'examen de quelques travaux, sur ces sujets, que nous allons passer en revue.

Goltz et ses expériences sur les chiens (1). Conséquences des mutilations du cerveau. — Voici la manière d'opérer de Goltz : il se fait amener un chien et, après l'avoir préalablement chloroformé, met à nu la partie du crâne qu'il se propose de trépaner. La peau dûment relevée, il procède à la trépanation, c'est-à-dire qu'il perce un, deux, trois trous, davantage si la chose lui paraît utile, dans telle portion du crâne qu'il a choisie. Puis, à l'aide de petites pompes ou seringues, dont la canule est dirigée dans ces trous, il lance dans la substance grise du cerveau, et ce sous une pression dont la force est variable, un ou plusieurs jets d'eau qui déchirent et expulsent une partie plus ou moins considérable de cette substance, selon la longueur ou la durée de l'opération et le nombre de trous dont le crâne est perforé.

Il cite un chien dont le crâne n'était pas percé de moins de cinq trous et auquel on détruisit, sans désemparer, dans une seule séance, la majeure partie d'un des hémisphères. Cependant ce chien survécut un mois à ses horribles blessures. L'opération avait eu lieu le 14 février; la mort survint le 15 mars.

Pourquoi Goltz se sert-il de ces injections d'eau pour la destruction et l'extirpation de la substance cérébrale? Le procédé est, paraît-il, un peu moins brutal que ceux dont usent la plupart des autres physiologistes. — On n'a pas oublié que Bouillaud enfonçait, tout bonnement, une tige de fer rougie au feu, dans le cerveau. — En agissant de cette manière, Goltz évite, dans quelque mesure — je dis bien dans quelque mesure, car les veines les plus fragiles se rompent même par ce moyen — la rupture des veines qui sillonnent le cerveau. Par suite, il prévient les hémorragies qui, le plus souvent, causent la mort des animaux en expérience.

(1) *Archiv für die gesammte Physiol.*, von Dr Pfluger, XIII, B. Heft, 1876.

Mais comment se comporte l'animal dans le temps que dure l'expérience? Il est facile de comprendre que des mutilations aussi épouvantables ne se font pas sur un être vivant sans produire dans tout l'organisme les troubles les plus profonds. Dans bien des cas, l'opération n'est pas plus tôt commencée que le cœur cesse de battre et que la respiration s'arrète. Il faut alors, sans délai, recourir à la respiration artificielle qui se pratique en pressant et en relâchant alternativement la partie antérieure du corps de l'animal.

L'opération terminée, le sang lavé, on remet en place la peau qu'on avait relevée tout à l'heure pour mettre le crâne à nu. Ce n'est pas tout. Quand, de cette manière, les trous de trépan sont exactement recouverts, on dirige sur la partie de la tête où ils sont forés un jet prolongé d'eau très froide. L'hémorragie par les trous trépanés se trouve ainsi considérablement diminuée.

Les plaies sont lavées à l'eau, chaque jour. L'on veille avec la plus stricte attention à ce que les sécrétions, purulentes ou non, qui se forment dans les parties mutilées, ou autour d'elles, trouvent un facile écoulement. Est-ce à dire que les soins, même les plus minutieux, permettent à l'opérateur de préjuger sûrement quel sera le résultat final? En aucune façon. *Il arrive que des* SÉRIES *de chiens opérés deviennent malades et succombent en peu de jours. D'autres fois, des* SÉRIES ENTIÈRES *supportent les mutilations et guérissent dans un temps relativement court.* Pourquoi en est-il ainsi? Mystère!

Le choix des chiens destinés aux expériences n'est pas indifférent. Les jeunes paraissent les supporter mieux que les autres, ceux des campagnes, particulièrement, qui ne sont pas gâtés sous le rapport de la nourriture. *Plusieurs de ces derniers ont pu subir jusqu'à cinq opérations successives accompagnées de trépanation et d'extirpation de matière cérébrale.* Un intervalle de temps de une ou plusieurs semaines séparait les opérations les unes des autres.

Mais le but de ces opérations? Il s'agit de savoir quels sont les troubles fonctionnels qui accompagnent les mutilations du cerveau. Aucun problème n'excite au même degré l'intérêt, la passion de nos physiologistes, que celui des localisations cérébrales.

Suivant Goltz, les troubles seraient, en général, d'autant plus grands que la perte de masse cérébrale serait elle-même plus considérable, sans qu'il soit possible de remarquer une différence bien sensible entre les cas où les trous de trépanation sont pratiqués vers la partie postérieure du crâne, et ceux où ils sont pratiqués vers la partie antérieure, comme, par exemple, dans la zone motrice de Hitzig.

Il ajoute, comme pour diminuer lui-même la valeur de son affirmation : « *Il n'arrive pas souvent que deux hommes soient du même avis dans les choses de la physiologie du cerveau* ».

Sur un point, toutefois, presque tous les vivisecteurs étaient d'accord : c'est que la mutilation du cerveau ne diminuait pas la sensibilité de la peau. La quasi-unanimité des physiologistes pensant de même sur un point quelconque de la physiologie, cela était nouveau. Goltz se chargea d'y mettre ordre : *Il déclare fausse cette proposition qui avait, indûment, recueilli tant de suffrages.* Toute destruction un peu étendue du cerveau, dit-il, diminue considérablement la sensibilité du côté opposé : les membres, le corps, la face même participent à cette décroissance de la sensibilité. En veut-on la preuve? Si l'on presse, avec une certaine force, soit une jambe, soit la peau du côté mutilé, aussitôt l'animal réagit avec énergie, cherche à se défendre. Or, dans le même temps, les pressions les plus violentes sur le côté opposé ne donnent lieu à aucune réaction : ce qui démontre, à n'en pas douter, que *la sensibilité de la peau est bien réellement plus obtuse après, qu'avant l'expérience.*

Il convient d'observer, à la décharge de ceux qui ont cru le contraire, que cette insensibilité, d'abord très prononcée, s'efface plus ou moins avec le temps. Si les essais ne sont pas faits presque immédiatement après le réveil de l'animal, l'erreur où tant de physiologistes sont tombés est presque inévitable. Il existe cependant, longtemps encore après l'opération, une différence très appréciable dans la sensibilité des deux côtés du corps, celle du côté opposé à l'hémisphère mutilé demeurant toujours plus obtuse.

De même que la sensibilité à la douleur perd de sa délicatesse, ainsi en est-il du toucher ou du tact. Schiff, un des premiers, avait constaté ce dernier fait. Un os, présenté à l'animal du côté opposé à celui où la mutilation a eu lieu, ne peut être saisi. Le chien fait bien des mouvements de tête, mais sans but déterminé, à ce qu'il semble. Présenté de l'autre côté, l'os est immédiatement saisi.

Voilà donc un point où Schiff et Goltz sont du même avis. Mais leur accord ne va pas loin. Car le premier, à l'encontre du second, *nie que les animaux opérés soient moins sensibles à la douleur*.

La vue se trouve-t-elle atteinte par les mutilations du cerveau aussi bien que le sens du tact et la sensibilité à la douleur? Cela paraît évident, *a priori*, et l'expérience établit qu'il en est effectivement ainsi.

Flourens, même, prétendait que l'*extirpation totale du cerveau d'un animal rendait celui-ci absolument aveugle*.

Mais Longet vint *qui osa contester l'opinion de Flourens*. Il affirmait que l'animal ainsi mutilé voit, sans pouvoir toutefois utiliser sa vue dans un but déterminé. C'est en songeant à ces animaux que Vulpian disait : « Un animal qui a perdu ses lobes cérébraux ne *regarde* plus, ne *flaire* plus, ne *goûte* plus, ne *touche* plus ; mais il *voit*, il *entend* encore ; il *sent* les odeurs et les saveurs, il a encore des sensations *tactiles* ».

Goltz va plus loin que Longet et que Vulpian. Ses nombreuses expériences sur les grenouilles *démontrent que Longet avait eu tort de s'arrêter à mi-chemin.* Non seulement, en effet, les animaux voient après extirpation radicale du cerveau, mais encore ils savent se servir de leur vue. Les grenouilles de Goltz évitaient avec une grande habileté les obstacles placés sur leur passage.

Ainsi donc un animal peut voir même après l'extirpation totale du cerveau ! Mais que se passe-t-il lorsqu'un seul des hémisphères se trouve endommagé ou détruit? La plupart des expérimentateurs pensaient qu'une pareille mutilation ne nuisait pas à la vision. *Schiff déclare expressément que l'extirpation de toute une moitié du cerveau n'exerce aucune influence sur la vue. Hitzig,* il est vrai, *est d'un avis contraire.* Il note que la mutilation du lobe postérieur du cerveau prive de la vue l'œil du côté opposé. Goltz ne conteste pas le fait; mais il remarque que *cette observation ne renferme qu'une faible partie de la vérité.* Chaque fois, en effet, qu'on enlève à un chien une portion considérable de la substance grise, *l'animal devient aveugle du côté opposé, qu'on ait ou non atteint le lobe postérieur.*
De même, d'ailleurs, que la sensibilité à la douleur reparaît au bout de quelques jours, ainsi semble renaître la faculté de voir. Le chien se heurte moins, ou même ne se heurte plus du tout, contre les objets qui lui sont présentés du côté supposé aveugle.

Il restait à savoir, toutefois, si l'œil sain ne venait pas au secours de l'œil malade. Pour s'en assurer, on le couvrit d'un épais bandeau. C'eût été bien si la pauvre victime avait consenti à ce surcroît de peine. Or, elle s'y refusait avec une obstination invincible, toujours arrachant l'objet qui l'empêchait de se servir de l'œil indemne.
Il devenait nécessaire d'inventer autre chose. Goltz eut bientôt découvert le moyen radical, infaillible, qui devait

le mettre à même d'estimer exactement le fonctionnement de l'œil malade. *Il crevait, purement et simplement, l'autre œil.*

Ainsi l'extirpation d'une moitié du cerveau ne suffisait pas ; il y fallait joindre cette nouvelle et brutale mutilation ! Il fut alors prouvé que l'animal voyait réellement de l'œil malade. La vue toutefois n'était pas assez nette pour lui permettre d'apprécier sainement les choses, et pour exciter en lui des sentiments ou des impressions passionnels. Des objets, par exemple, qui tout à l'heure, le mettaient en fureur, maintenant le laissaient dans une indifférence complète.

Les mêmes opérations furent renouvelées sur un autre chien. On lui creva l'œil gauche et on lui trépana le crâne dans la même séance. Lorsque l'œil droit, d'abord aveugle, eut, après un certain temps, acquis à nouveau la faculté de voir, on procéda à une seconde opération — destruction et extirpation du cerveau — et à de nouvelles expériences pour constater le degré de vision. Cette seconde opération fut suivie d'une troisième, suivie elle-même de nouvelles épreuves pour s'assurer si la vue persistait ou si elle était totalement abolie.

Le chien dont il est ici question fut opéré pour la première fois le 29 novembre 1875, et mourut le 8 mars 1876, c'est-à-dire qu'il survécut plus de trois mois. Pour le conserver en vie aussi longtemps, il fallait régulièrement nettoyer sa plaie, chose à laquelle il s'opposait de toutes ses forces, cherchant à mordre ses tortionnaires. Il avait compris, très vite, pourquoi, tous les jours, on venait le chercher à une certaine heure. Sa vue, suffisante pour lui permettre d'éviter les obstacles placés sur son chemin, ne l'était pas assez pour qu'il pût *voir* sa nourriture, ou mesurer de l'œil une distance ou une profondeur.

Beaucoup des expériences de Goltz ont porté sur des

chiens et des chiennes habitués à tendre, au commandement, l'une ou l'autre des deux pattes de devant. Après la
mutilation d'une partie du cerveau, ils ne pouvaient plus
tendre la patte du côté opposé à celui où la mutilation
avait eu lieu.

Une des chiennes en question, vive et intelligente, fut
assez bien rétablie, dès le lendemain de l'opération, pour
manger avec voracité et courir gaiement de tous côtés.
Lui demandait-on de présenter la patte gauche, elle la
posait aussitôt volontairement sur la main. Lui touchait-on
ensuite la patte droite et lui commandait-on de la tendre,
la patte ne bougeait pas plus que si elle eût été enracinée
dans le sol. L'ordre devenait-il plus impérieux, l'animal
prenait une figure toute triste, et enfin, ne pouvant faire
ce qu'on exigeait de lui, il tendait la patte gauche, en
croix, par dessus la droite, comme en dédommagement de
celle-ci qu'il était incapable de soulever.

Un homme qui n'eût pas été vivisecteur, aurait été
ému d'une preuve aussi touchante d'obéissance, de bonne
volonté et d'intelligence. Mais Goltz avait bien d'autres
soucis que de céder à la compassion ! « Un expérimentateur physiologique, dont toute l'attention est absorbée
par le côté scientifique de son expérience, n'a ni le temps
ni l'envie de s'inquiéter de ce qu'éprouve sa victime pendant ses essais » (Klein, de Vienne). Mieux encore : « Le
véritable vivisecteur doit montrer devant une vivisection
difficile *la même excitation joyeuse, la même jouissance*
que le chirurgien devant une opération difficile dont il
attend un succès extraordinaire.

« *Celui qui recule avec horreur devant la vivisection d'un
animal vivant, celui qui procède à une vivisection comme à
une nécessité désagréable, celui-là pourra bien répéter telle
ou telle vivisection, mais il ne deviendra jamais un artiste
en vivisection* (21). Celui qui ne peut pas, *pendant des heures
et avec une attente joyeuse*, poursuivre dans les profondeurs
et, si possible, jusqu'à une nouvelle ramification un fin

rameau nerveux à peine visible à l'œil, *celui qui n'éprouve aucune jouissance* lorsqu'enfin, séparant et isolant ce rameau nerveux des parties voisines, il peut le soumettre à l'action du courant électrique.... celui-là manque des qualités nécessaires pour devenir un vivisecteur à succès... (1). »

A force de répéter, huit jours durant, les exercices indiqués tout à l'heure, l'animal redevint capable de tendre de nouveau la patte droite. Au bout d'un mois, il l'offrait aussi facilement que l'autre.

Ce résultat obtenu, Goltz attendit une semaine; puis il fit subir à la pauvre bête une nouvelle mutilation. Deux trous lui furent creusés dans la tête, plus près de la base que les premiers, et une portion considérable de cerveau extirpée. Les troubles qui se manifestèrent furent identiques à ceux qui avaient suivi la première opération. Les mêmes expériences aussi et les mêmes observations recommencèrent. L'animal se remit assez pour pouvoir tendre la patte droite trois semaines plus tard.

Dix jours après, on lui perfora le crâne de deux nouveaux trous de trépan. Cette fois, il se passa quelque temps avant que l'animal fût assez bien remis pour pouvoir marcher. Quant à lever ou à tendre la patte droite, il n'y réussit plus jamais. Une quatrième opération, qui se termina par la mort, vint enfin finir son supplice, j'allais dire son martyre.

Cette chienne, observe Goltz, avait une remarquable puissance de résistance. Hélas! — Beaucoup de ceux qui servent aux expériences sont loin de présenter les mêmes qualités. Il en est qui, dès la première opération, sont et demeurent dans l'impossibilité de jamais tendre la patte du côté opposé à celui qui a été mutilé.

En général, si du moins il en faut croire Goltz, « *plus la*

(1) Cyon. *Methodik*, introduction, p. 15.

perte de substance était considérable, plus aussi étaient intenses et durables les troubles moteurs. Quant à la localité de la mutilation, elle importe peu, dès l'instant que celle-ci est considérable ».

Telles sont les expériences de Goltz, et ses observations. Restait à jeter un coup d'œil sur celles de ces cochercheurs, à les critiquer, à les opposer les unes aux autres, *à en réduire la valeur au minimum* (22).

Il s'en prend tout d'abord à l'explication que Hitzig et ses continuateurs donnent des troubles qui accompagnent les mutilations du cerveau. Toute destruction d'une certaine fraction de cet organe empêchant telles fonctions de s'accomplir, *ils en avaient conclu que ces fonctions étaient auparavant accomplies par les parties du cerveau maintenant détruites.* — Comme ensuite les fonctions, momentanément empêchées, se rétablissaient, ils avaient pensé que *les organes perdus avaient nécessairement été remplacés... Opinion que Goltz déclare insoutenable.* Et il le prouve : Un chien auquel il avait extirpé toute la substance grise de l'hémisphère gauche marchait et courait sur une surface qui était loin d'être unie, aussi bien qu'un chien non mutilé... *Démonstration victorieuse de la fausseté des assertions de Hitzig.*

MM. Carville et Duret, de même que Vulpian, pensent que *les nouveaux centres qui se chargent de l'accomplissement des fonctions des centres détruits ont leur siège dans la partie du cerveau qui est demeurée intacte. Mais cette opinion ne tient pas mieux debout que celle de Hitzig et de ses continuateurs.* C'est tout au moins ce qu'affirme Stoltmann qui a une théorie personnelle à placer, et qui croit qu'*après la mutilation d'un des hémisphères cérébraux, l'autre hémisphère le supplée.*

Coup pour coup! MM. *Duret et Carville, tout à l'heure malmenés par Stoltmann, s'empressent de prendre leur revanche.* Ils établissent scientifiquement — tout ici se fait scientifiquement — ils établissent donc scientifiquement que *l'explication de Stoltmann est absolument inadmissible.*

Goltz, vis-à-vis des expériences des autres chercheurs, a une façon de parler tranchante qui est démentie par ses propres observations. N'a-t-il pas, en effet, dit et prouvé que certains chiens pouvaient, malgré plusieurs opérations successives, arriver à tendre encore la patte du côté opposé à celui mutilé, tandis que d'autres, dès la première, en devenaient à tout jamais incapables?

Quoi qu'il en soit, on avouera que ce n'est pas une petite affaire de se reconnaître au milieu de ce déluge d'opinions contradictoires. Comment sortir de ce dédale inextricable? Comment savoir, sûrement, la vérité sur les troubles qui suivent la destruction partielle du cerveau? Laissons à d'autres le soin de débattre la question, et donnons les conclusions — peu précises — de Goltz :

Les différents mouvements, comme marcher, courir, sauter, etc., sont placés sous la dépendance du cervelet. S'ils sont empêchés ou rendus plus difficiles après une opération au cerveau, c'est qu'on ne peut pénétrer ainsi violemment, avec effraction, dans un organe de cette importance et de cette délicatesse sans produire sur tout le contenu de la boîte cranienne une action inhibitoire qui se transmet à tous les centres, même à ceux qui ne sont aucunement lésés ni endommagés. Cette sorte de paralysie disparaissant peu à peu, on s'explique facilement que des fonctions, momentanément interrompues, puissent, après un laps de temps plus ou moins long, s'accomplir de nouveau. *Quant à celles des fonctions qui avaient leur siège dans les parties détruites, elles ne reparaissent jamais.* C'est du moins ce qui ressort, à ce jour, des expériences de Goltz. Quant à l'avenir,... qui vivra verra.

Goltz a continué, Goltz continue ses recherches; et, à

mesure qu'il avance, il se félicite de pouvoir enlever —
plus qu'aucun autre physiologiste — des portions de plus
en plus considérables de substance cérébrale sans amener
la mort de ses animaux. Dans son dernier mémoire, il
parle *avec orgueil* d'un chien auquel il avait extirpé la
totalité de l'hémisphère gauche du cerveau, et qu'il avait
pu observer pendant cinq mois. Il serait donc prouvé que
le chien peut vivre en pleine santé avec une moitié du
cerveau, tout comme il peut vivre avec un seul rein. *Les
seuls changements consécutifs de l'opération seraient une
modification du caractère et un affaiblissement de l'intelligence...* des choses de rien, qui ne valent pas d'être prises
en considération ! Aussi notre auteur conseille-t-il aux
chirurgiens plus de hardiesse lorsqu'ils se trouvent en
présence de tumeurs cérébrales (1).

Mais conclure de l'animal à l'homme, est-ce sage? Longet
disait : « Les résultats n'étant pas unanimes chez les animaux de diverses espèces, il est urgent, pour éclairer la
question, d'avoir recours aux faits pathologiques recueillis
sur l'homme. » Cyon, de son côté, remarque qu'on ne doit
appliquer les observations faites qu'à la classe d'animaux
qui a été l'objet des expériences.

Entre autres résultats de ces expériences, et pour finir
avec lui, citons encore ceci : les animaux opérés *des deux
côtés, dans la partie antérieure du cerveau,* deviennent
excitables et irritables au plus haut degré, en même temps
que se manifeste, chez eux, une excitabilité réflexe anor-
male. — Ceux opérés *des deux côtés, dans la partie postérieure du cerveau,* deviennent en revanche plus calmes
et d'humeur plus débonnaire qu'ils ne l'étaient avant
l'opération.

Ces observations ont été vérifiées par Lœb. Un chien
originairement très méchant, ayant subi l'opération du

(1) *Revue des Sciences méd.,* 15 janvier 1889, p. 20.

lobe postérieur des deux côtés, changea du tout au tout :
autant il avait été grognon et querelleur, autant il fut con-
fiant et paisible. *Opéré cinq fois*, chaque nouvelle mutilation
le trouva plus doux et plus sociable, à ce point qu'après
la dernière il se laissait dérober sans protestation, par
d'autres chiens, l'os qu'il rongeait.

Suivit l'extirpation du lobe frontal droit. Point d'altération dans sa bonhomie. Une *septième* opération lui enleva
le lobe frontal gauche : changement radical, cette fois. Au
moindre attouchement d'une partie quelconque de son
corps, soit à droite, soit à gauche, il montrait les dents et
cherchait à mordre. Dix jours après, toutefois, il acceptait
de nouveau les caresses. Ses rapports avec ses ex-compa-
gnons de jeu furent plus longs à se rétablir. Dès que l'un
d'entre eux le touchait de sa patte, il entrait aussitôt en
fureur, et son exaltation allait croissant aussi longtemps
qu'on le laissait en leur présence. Le temps modifia quelque
peu ces dispositions hargneuses.

Une huitième opération détruisit le reste, demeuré intact,
de la convexité de l'hémisphère droit à la surface. Le chien
redevint extrêmement irritable; c'est à peine s'il tolérait
qu'on lui nettoyât la plaie. — Quelques mois plus tard,
nouveau changement en mieux (1).

Les observations de Lœb, chose rare, seraient donc
confirmatives de celles de Goltz, — dont il est d'ailleurs
l'élève, si je ne me trompe. Cette concordance ne prouve
nullement, du reste, la réalité de la cause qu'on attribue au
phénomène. D'autres observateurs peuvent survenir —
peut-être est-ce déjà fait — qui démontreront, clair comme
le jour, que Goltz et Lœb se sont trompés. En physiologie,
le dernier mot n'est jamais dit.

Au surplus Lœb est obligé d'avouer — et cet aveu est
une première présomption contre sa théorie et celle de
Goltz — qu'*il n'est pas possible, avec la méthode des lésions,*

______

(1) *Pfluger's Archiv*, t. 39, p. 269 et suiv. — J. Lœb, Berlin.

de limiter d'une façon absolument rigoureuse telles ou telles régions du cerveau. Les méthodes du physiologiste sont TROP GROSSIÈRES pour cela, comme est trop grande la complexité des conditions accessoires.

Seul, l'anatomiste — qu'on remarque bien ces phrases ! — *peut fixer des limites précises, grâce à ses méthodes qui, dans cette direction, sont infiniment plus délicates.* Quant aux topographies cérébrales des physiologistes, avec leurs régions délimitées par des lignes droites et à angles droits, dans lesquelles les idées (Vorstellungen) auraient isolément leur siège, ELLES NE PEUVENT ÊTRE PRISES AU SÉRIEUX QUE PAR CEUX QU'ÉGARE UN ZÈLE AVEUGLE, OU QUI SONT DANS L'IGNORANCE DES FAITS RÉELS.

On n'est jamais trahi que par les siens !

De l'excitabilité des substances grise et blanche. — La substance grise du cerveau est-elle ou n'est-elle pas excitable? Un très grand nombre d'auteurs se le sont demandé. Leurs expériences n'ont pas donné de résultats uniformes. Se basant sur ce fait que l'électrisation conserve ses effets, même avec des destructions très complètes de substance grise, M. Couty et beaucoup d'autres *se sont prononcés pour la négative.* Cela ne prouve rien, car *à côté de la multitude de ceux qui nient, il y a le nombre fort respectable de ceux qui affirment.* Parmi ceux-ci se distinguent MM. Franck et Pitres. Voyons leurs raisons :

Si l'on fait agir l'éther sur le gyrus, les agitations et les convulsions se produisent moins facilement : c'est que l'éther a paralysé, localement, un centre moteur situé dans les circonvolutions.

Ils affirment aussi qu'*en mettant à nu, par abrasion, la substance blanche sous-corticale, elle devient moins sensible à l'électricité. L'excitation sous-corticale est,* par exemple, *incapable de produire des convulsions.*

Étranges erreurs, réplique M. Couty ! Ce sont, à tout le moins, *des constatations en pleine contradiction* avec celles de Valentin, Longet et Vulpian pour qui, s'il est un fait absolument acquis à la science, c'est celui-ci : que les parties sensibles du cerveau, c'est-à-dire les fibres blanches, deviennent de plus en plus excitables à mesure que l'on descend de la surface corticale vers les pédoncules qui leur servent d'aboutissant.

Si l'on compare la conclusion, sur ce point particulier, de MM. Franck et Pitres à celle de M. Couty, la contradiction devient, si possible, plus manifeste encore. Les premiers *font jouer le principal rôle à la substance corticale grise dans les convulsions qu'à l'aide d'excitations électriques on produit chez les animaux en expérience.* L'autre, tout au contraire, dit : « *Le fonctionnement de la substance grise corticale ne joue aucun rôle dans les phénomènes moteurs produits par son électrisation.* »

La conclusion de M. Couty est la même pour ses expériences sur les animaux curarisés : « *C'est*, dit-il, *par la moelle et par le bulbe que l'électrisation cérébrale agit sur les muscles striés, et aussi sur les vaisseaux et les sécrétions.* »

Veut-on un échantillon de la manière dont opère M. Couty ? L'animal qui lui sert de sujet est un singe cébus. « J'ai, dit notre auteur, enfoncé un petit couteau à lame recourbée dans le cerveau, je l'ai fait basculer; je jette l'animal à terre, il y reste; je l'approche, il ne remue pas; je menace ses yeux, je produis des bruits divers, je le touche, il ne réagit pas; alors je le presse plus fort et il agite violemment tous ses membres, ou même il se déplace sans arriver à fuir ou à exécuter des mouvements coordonnés de défense. En un mot, ce singe ne voit pas, il n'entend pas, et sauf des secousses convulsives possibles et même assez fréquentes, il n'a pas de mouvements spontanés; ses fonctions cérébrales sont sûrement supprimées : il est dans le coma. » Voilà! Voilà ce qu'on appelle expérimenter, faire de la science. Œuvre de bourreau stupide, oui; de science, non pas, certes!

Les expérimentateurs sont en désaccord les uns avec les autres, cela nous le savons. Ce qui n'est pas moins frappant, c'est que le même expérimentateur n'obtient pas toujours les mêmes phénomènes : il y a des variations souvent très grandes dans chaque cas particulier. Ce qui fait faire à M. Couty cette réflexion mélancolique, mais nullement découragée : « *Ces variations, dues, probablement, aux différences des réactions individuelles, il faudra peut-être attendre bien longtemps pour en essayer l'étude* ».

Or, tant que ne sera pas résolue cette question de première importance, au sujet de laquelle on nous dit qu'il faudra peut-être attendre bien longtemps pour en essayer l'étude, aussi longtemps, quoi qu'on fasse, les recherches physiologiques sont nécessairement condamnées à tourner dans le même cercle vicieux. A quelle époque lointaine se trouve, de l'aveu même de nos vivisecteurs, rejetée, dans ces conditions, la solution satisfaisante et définitive du problème?

Mais nos savants ne sont jamais las de torturer. M. Couty, tout le premier, persiste dans ses expériences. Ni les nombreux obstacles qui se dressent devant lui, ni les opinions contraires qu'il lui faut combattre chemin faisant, ni les difficultés résultant des variations qui se présentent, soit d'une espèce animale à l'autre, soit d'un individu à l'autre de la même espèce, soit enfin d'un même individu à des moments différents de l'expérience, — rien ne l'arrête : il se cramponne à son sujet, le tourne et le retourne dans tous les sens, l'examine sous toutes ses faces, voulant, de toute l'énergie de sa conviction propre, amener ses contradicteurs à reconnaître avec lui que le cerveau n'est pas l'organe moteur.

« Si, dit-il, les animaux privés de cerveau conservent toutes les formes de mouvement, s'il suffit de suppléer l'excitation cérébrale par d'autres excitations périphériques pour les voir voler, nager et même se défendre et adapter leurs mouvements, *nous sommes évidemment en droit de conclure avec Flourens que le cerveau n'est pas l'organe moteur, et qu'il agit sur les muscles, comme ses analogues, les appareils d'excitation périphérique, par l'intermédiaire de la moelle.* »

Autant M. Couty est tranchant et agressif dans certaines de ses affirmations et observations, autant il est humble dans sa conclusion finale : « *Si je ne craignais d'être trop ambitieux, je dirais que ce travail de cinq années doit servir surtout pour d'autres, comme il a servi pour moi, à déblayer le terrain et à indiquer la voie* (1). »

Était-ce bien la peine, après tant d'autres, de sacrifier *trois cents animaux*, appartenant à onze espèces différentes, qui, *dans les expériences*, « *ont été presque toujours laissés normaux, sans anesthésie, sans immobilisation* », pour arriver à un pareil résultat? Il faut donc une fois de plus faire table rase de tout le passé; tout jeter par-dessus bord; délester le navire de toutes les matières encombrantes qui en alourdissent la marche, ou, pour employer l'expression même de notre auteur, il faut déblayer le terrain et tout recommencer. La vivisection, qu'on nous présentait comme la méthode scientifique par excellence, n'est décidément rien autre que le rocher de Sisyphe que nos physiologistes sont condamnés à rouler éternellement vers le haut de la montagne sans jamais pouvoir en atteindre le sommet, ou le tonneau des Danaïdes dans lequel, au lieu d'eau, ils versent, sans fin, du sang, de la vie, de la souffrance, des supplices intolérables, sans aucun espoir de le remplir jamais. — Le but fuit à mesure qu'on semble en approcher, et l'incohérence augmente avec le nombre des expériences et des expérimentateurs.

Revenons aux substances grise et blanche au sujet desquelles, comme nous l'avons vu, on est si peu d'accord. Les

(1) *Archives de Physiologie*, 1883, t. II, p. 258 et suiv., et 1884, t. I, p. 49 et suiv.

uns veulent la substance grise excitable ; d'autres la veulent inexcitable. L'inexcitabilité de la substance blanche a, comme celle de la substance grise, ses partisans et ses détracteurs.

Entre ceux qui nient l'excitabilité de l'une ou de l'autre, sinon de toutes les deux à la fois, se placent ceux qui les croient toutes deux excitables. Pour ceux-ci se pose la question de la comparaison entre l'excitabilité de l'une et de l'autre. *Les uns ont conclu à la plus grande excitabilité de la substance grise. Les autres,* comme MM. Carville et Duret, *pensent que « l'excitabilité de la substance blanche est d'autant plus grande qu'on se rapproche davantage de la région capsulaire ».*

MM. Franck et Pitres s'emparent de cette dernière opinion pour dire qu'*elle donne en partie la clef des contradictions qui partagent les vivisecteurs sur ce point.*

Empruntons encore quelques renseignements à MM. Carville et Duret. *On aurait tort,* suivant eux, *de conclure de la différence dans les effets déterminés par un même courant que la substance blanche est moins excitable que la grise.* La raison en est facile à trouver : quelque soin qu'on prenne pour étancher la surface de section, elle est toujours plus humide que la surface des circonvolutions intactes. Il en résulte que les courants diffusent plus facilement. Si donc on veut obtenir un effet déterminé, on est obligé de compenser les pertes produites par la diffusion par une augmentation de l'intensité du courant excitateur. Ils appuient leur opinion sur l'expérience — ingénieuse ! — suivante : ils électrisent l'écorce avec un courant faible, notent les effets obtenus par ce courant, puis cautérisent la substance grise. Aussitôt après, avec le même courant, ils obtiennent les mêmes effets qu'avant la cautérisation, parce que, disent-ils, il n'y a pas de causes d'exagération de la diffusion des courants.

Fort bien. Mais si l'observation est exacte, si l'expérience a été conduite avec cette sagacité et cette prudence auxquelles aucun détail n'échappe, dans ce cas les observateurs ultérieurs qui se placeront exactement dans les mêmes conditions et opéreront avec le mêmes soin scrupuleux devront nécessairement pouvoir constater les faits, à moins que la méthode elle-même ne soit vicieuse.

Or, MM. Franck et Pitres, qui, précisément, sont parmi les observateurs ultérieurs dont nous parlons, *sont bien loin d'avoir obtenu les mêmes résultats que MM. Carville et Duret.* De quelque manière qu'ils aient opéré, qu'ils aient eu recours à la cautérisation ou à l'abrasion de l'écorce, toujours ils ont vu que, toutes choses égales d'ailleurs, *l'excitation de la substance blanche sous-corticale nécessitait un courant plus intense que l'excitation de la substance grise de la zone motrice.*

Comme toutes ces opinions se heurtent! Quelle cacophonie étourdissante sort de toutes ces recherches! M. Vulpian, qui s'est, lui aussi, occupé de la question, ne dit ni oui ni non. La substance grise corticale de la zone motrice est-elle excitable, ou ne l'est-elle pas, il n'en sait rien. *Il pense simplement que rien ne montre son excitabilité*, et cela par cette raison qu'il est « impossible de savoir si les effets de l'électrisation de la substance grise sont dus à l'excitation de la substance grise elle-même ou à la stimulation de la substance sous-jacente ».

M. Couty, on ne l'a pas oublié sans doute, *veut que la substance grise corticale soit inexcitable* et ne joue aucun rôle dans les phénomènes produits par l'excitation de la surface du cerveau. Suivant d'autres auteurs, *une chose démontrerait*, à n'en pouvoir douter, *l'intervention active de l'écorce :* ce sont les formes toutes spéciales du tétanos cortico-musculaire et l'explosion des accès convulsifs épileptiformes, qui ne s'observent jamais à la suite des excitations de la substance blanche sous-jacente. Tout disposés d'ailleurs à concéder quelque chose, ces mêmes auteurs remarquent que la substance grise excitable ne signifie point la non-excitabilité de telles autres parties.

Toutes ces appréciations si diverses, si contradictoires, et par cela même si embarrassantes, ont cependant leur bon côté ; il y en a pour tous les goûts. Comme dans un magasin richement assorti, chacun y trouve ce qui convient à sa fantaisie, un vêtement approprié à sa taille, des nuances qui flattent ses yeux. Êtes-vous pour la plus grande excitabilité de la substance grise de la zone motrice : adressez-vous au rayon de MM. Franck et Pitres. Préférez-vous que la substance grise corticale et la substance blanche sous-jacente soient également sensibles à l'électrisation : veuillez vous rendre auprès de MM. Carville et Duret. Vous plaît-il que la substance grise corticale soit inexcitable et ne joue aucun rôle dans les phénomènes produits par l'excitation de la surface du cerveau : M. Couty, de Rio-de-Janeiro, tient cette marchandise à votre disposition. Êtes-vous de ces sages pour qui les choses peu voyantes, de couleur grise, terne, indécise, ont un charme tout particulier : demandez à M. Vulpian, vous serez servi à souhait !!

Quant à reconnaître la vérité dans ce tohu-bohu qui fait le bonheur de nos vivisecteurs, quant à savoir de quel côté on risque le moins de s'égarer, mystère et silence ! Tous ont fait les mêmes expériences ; tous prétendent s'être mis à l'abri de toutes les causes d'erreur possibles... et tous se contredisent ! O vivisection, voilà bien de tes coups !

Mais il me faut faire amende honorable à M. Vulpian pour qui, après d'autres expériences, « *l'écorce du cerveau serait plus excitable que les fibres nerveuses qui en partent* ». Des courants très faibles, appliqués à la superficie de l'écorce, produiraient des mouvements. La substance grise extirpée, une excitation beaucoup plus forte serait nécessaire, au même endroit, pour provoquer une réaction musculaire.

D'autres faits, rapportés par M. Vulpian, feraient, il est vrai, *croire à une plus grande excitabilité de la substance blanche*. Pourtant, tant la contradiction est l'essence même de la vivisection, pourtant il écrit : « *Rien n'est plus certain que la faiblesse relative de l'excitabilité des fibres excito-motrices de la substance blanche sous-corticale* ».

Autre, on l'a déjà vu, est l'opinion de M. Couty. Pour lui, « *l'électrisation de la substance blanche produit des effets absolument analogues à ceux de l'électrisation corticale* » : phrase qui contredit d'autres de ses affirmations. — Et encore : « L'excitabilité de cette substance blanche va en augmentant à mesure que l'on descend de la surface du cerveau à ses parties profondes, ou mieux encore à mesure que l'on se rapproche de la protubérance et de la moelle, ces véritables centres de réception et de réflexion de toutes les excitations du cerveau ».

« *La zone de plus grande excitabilité*, d'après MM. E. Asch et A. Neisser, *se trouverait* — au moins pour les lapins — *à la limite des substances grise et blanche, et appartiendrait, selon toute vraisemblance, tout entière à la substance grise* ».

Attrapez, monsieur Couty ! — M. Marcacci se rapproche de MM. E. Asch et A. Neisser en ce que, sur des chiens nouveau-nés, *il ne réussissait à provoquer des mouvements croisés qu'en enfonçant l'électrode assez profondément pour atteindre la zone que les auteurs ci-dessus considèrent comme la plus excitable.*

Les chiens servant à ces expériences étaient arrachés à la mère, par l'opération césarienne, très peu avant le moment naturel de la parturition.

Des centres moteurs. — *Ferrier avait établi la géographie des centres moteurs de l'écorce grise du cerveau chez l'homme. Mais de nouvelles recherches — ou, si on le* préfère, de nouvelles explorations — dues en grande partie à l'impulsion de M. Charcot, *ont montré la nécessité de modifier notablement les données du célèbre physiologiste anglais*.

MM. Pozzi, Mathias Duval, Grasset et de Boyer, comme on peut le voir dans le travail de M. A. Marcacci, « *ont indiqué chacun une localisation différente des parties centrales de cette écorce* » (1).

D'après M. Charcot, la zone motrice corticale comprendrait les circonvolutions frontales et pariétales ascendantes, le lobule paracentral et les pieds des circonvolutions avoisinantes, soit les pieds des circonvolutions frontales proprement dites et des lobules pariétaux supérieur et inférieur. Elle ne serait pas fonctionnellement homogène ; il y faudrait distinguer des centres divers pour les divers mouvements des membres.

M. Charcot s'en réfère, du reste, à la méthode anatomo-clinique, dont il dit : « *Cette méthode d'investigation présente dans l'application de nombreuses difficultés, mais elle offre en retour d'incomparables avantages* ». Paroles qui signifient à peu près ceci : la physiologie expérimentale est relativement facile, mais ses avantages sont fort douteux. C'était bien aussi ce que disait Ferrier lui-même en 1878 : « Et quand on compare les faits, en apparence bien établis, de l'expérimentation sur les cerveaux des animaux, aux faits d'observation clinique et d'anatomie pathologique chez l'homme, *le désaccord est souvent assez considérable pour penser que les recherches physiologiques sur les animaux sont peu propres à jeter une vraie lumière sur les fonctions du cerveau humain* ».

Suivant Flourens, une partie restreinte du vaste centre de cérébration répandu à la surface des lobes cérébraux suffirait à elle seule pour remplir les fonctions de tout le reste de ce centre nerveux.

(1) *Arch. de Physiologie*, 1883, p. 43.

Quel désarroi! autant d'expérimentateurs ou de chercheurs, autant d'opinions diverses! La lumière s'éloigne, le trouble de l'esprit augmente, la vérité s'obscurcit dans ce chaos qu'on nous dit être de la science.

Qu'il s'agisse de l'homme ou des animaux, on n'est guère mieux d'accord dans un cas que dans l'autre quant à la distribution des points excitables du cerveau. *Comme pour l'homme, cette distribution varie, chez le chien, suivant les expérimentateurs.* Les recherches de MM. Carville et Duret, Bochefontaine et autres, *les ont conduits à des résultats très dissemblables.*

Les points excitables — et c'est ce qui complique les choses — les points excitables changent de place, ou disparaissent momentanément. Telle portion donnée de l'écorce, parfaitement excitable au moment où l'expérience commence, ne l'est plus quelques instants après et le sera de nouveau au bout d'un certain temps.

Ce n'est pas tout. MM. Franck et Pitres disent : « *Il est certain que tous les chiens ne sont pas également excitables, c'est-à-dire qu'une excitation identique, appliquée au cerveau de différents chiens, ne provoquera pas chez tous des réactions identiques.* Tel pourra avoir une attaque généralisée, tel autre une attaque partielle; tel autre enfin n'aura pas de convulsions du tout. Il est des chiens chez lesquels les plus légères excitations sont suivies d'accès convulsifs ; il en est d'autres chez lesquels l'épilepsie ne se produira qu'après des excitations plus intenses ou plus prolongées. Mais jusqu'à présent nous n'avons jamais rencontré un seul chien chez lequel, en augmentant l'intensité des excitations, nous n'ayons pu provoquer des attaques généralisées, à condition, bien entendu, que *le cerveau fût excitable au moment de l'expérience* (1). »

De toutes les manières de provoquer l'épilepsie par-

---

(1) *Arch. de Physiologie,* 1883, t. II, p. 6-7.

tielle dont parlent MM. Franck et Pitres, il n'en est point de plus efficace que les excitations électriques des circonvolutions. En est-il de plus douloureuses? Je l'ignore ; voici, en tout cas, comment se pratiquent ces électrisations : la première opération consiste à découvrir le crâne, c'est-à-dire à enlever la peau qui le couvre ; la seconde, à perforer la partie du crâne au-dessous de laquelle sont situés les centres à exciter. Ce n'est qu'après ces opérations préliminaires qu'on passe aux électrisations, qui constituent ainsi le troisième acte de l'expérience, mais non le dernier.

Il importe de bien déterminer les points à électriser ; tous ne sont pas également excitables, ni propres à amener des convulsions épileptiformes. « Les excitations capables de donner naissance à des accès convulsifs, doivent, pour être efficaces, atteindre directement ou par propagation la couche corticale des circonvolutions dites motrices. La zone épileptogène se confond avec la zone motrice. Toute excitation portant sur la substance grise corticale de cette zone peut produire des convulsions épileptiformes. Ces convulsions ne se produisent jamais à la suite d'excitations qui restent exactement limitées aux territoires non excitables de l'écorce. Les excitations de la substance blanche sous-jacente aux territoires moteurs corticaux, celles du corps strié, de la couche optique, de la capsule interne ne déterminent jamais de véritables convulsions épileptiformes (1). »

C'est quelque chose, sans doute, c'est beaucoup, si l'on veut, de savoir provoquer l'épilepsie artificiellement, expérimentalement. Notre reconnaissance scientifique, pourtant, serait mieux sentie et plus vive si l'on nous apprenait à la guérir. Faire naître de nouvelles misères, de nouvelles infirmités, la belle affaire, vraiment! Apprenez-nous à les vaincre.....

« Les faits que j'ai constatés, remarque M. Couty, protes-

(1) *Arch. de Physiologie,* 1883, t. II, p. 39.

tent contre les théories qui catégorisent et localisent dans l'encéphale chaque petite action intellectuelle, sensitive ou motrice, comme aussi ils font voir que tout n'est pas indifférent dans le sens et la nature des réactions nerveuses centrales. »

Autre observation importante : qu'on compare une espèce animale à une autre ou, dans la même espèce, un individu à un autre, et l'on trouvera que les relations, comme poids, du cerveau et de l'encéphale au reste du corps varient dans une proportion énorme. Cependant ces disproportions, si considérables qu'elles soient, n'entraînent pas une différence correspondante dans les phénomènes constatés du côté des mouvements, phénomènes qui peuvent, tout au contraire, être absolument comparables. — Mêmes variations quant à la forme, autant chez des individus d'espèces différentes, que chez des individus de même espèce. Conclusion : « Puisque sur des animaux ayant la même forme zoologique, la même nutrition, les mêmes mœurs, les mêmes habitudes fonctionnelles, le poids du cerveau ne varie pas comme le développement des muscles, ou mieux comme celui du corps total, *nous devons conclure que cet organe n'est pas en relation directe avec ces appareils* ».

Puis les affirmations se précipitent : « *Il ne peut exister aucun doute sur la variabilité, chez le chien, des points excitables, pas plus que sur la variabilité des effets des excitations d'un animal à l'autre, ou d'un moment à l'autre d'une même expérience* ».

« *Il n'y avait d'un singe à l'autre aucune comparaison entre les diverses topographies motrices cérébrales... Pour le même singe, le nombre et la disposition des points excitables, comme aussi la nature des mouvements produits, se modifiaient complètement d'un examen à l'autre, soit à un intervalle de vingt à trente minutes.* »

« *Très souvent il arrive sur le singe et même sur le chien que l'on ne retrouve pas un mouvement préalablement obtenu,*

*ou que l'on en produit un nouveau qui n'avait pas paru
possible à un premier examen.* »

« *Il n'y a aucune régularité dans la topographie de la
zone sensible à l'électricité...* » « *Aucun rapport fixe entre
le point excité et la contraction consécutive, aucune cons-
tance dans le nombre et la nature des mouvements produits.* »

Toutes ces belles constatations détruisent, sans en rien
laisser debout, la doctrine des localisations cérébrales, en
lui enlevant « la principale, on pourrait dire la seule base
expérimentale ».

Ainsi des milliers et des milliers de pauvres animaux de
toute catégorie ont péri dans d'atroces souffrances, après
de longues et cruelles agonies, sans aucun profit ni pour
rien ni pour personne, si ce n'est pour la gloire éphé-
mère de quelques localisateurs ! Ce résultat a pu flatter
l'amour-propre des physiologistes intéressés ; il ne saurait,
à nos yeux, compenser ni le sang des animaux versé, ni
le temps, ni le talent (23) perdus par tant d'hommes en des
recherches dont, en fin de compte, il faut, à tout instant,
reviser, renverser de fond en comble les conclusions.

Nos savants expérimentateurs se combattent les uns les
autres, détruisent les systèmes les uns des autres, ren-
versent, à mesure qu'elles se formulent, les théories lentement et péniblement élaborées au fond des laboratoires !
Tout est illusoire dans cette science. Au lieu de vérités
certaines, elle ne nous offre que des opinions hasardées,
auxquelles en succèdent d'autres non moins hypothétiques
qui, à leur tour, s'effondrent dans le vide. Et l'on nous
demande de ne pas tenir la vivisection en suspicion ! On
nous traite de fous et d'hystériques quand nous protestons
contre ses crimes, quand nous la déclarons *contraire* à une
saine et sérieuse recherche scientifique !

Notre auteur continue : « *Sur le singe ou sur le chien,
il n'y a pas de relation fixe entre le siège d'une destruction*

ou d'une inflammation corticale et le siège ou la nature des troubles produits. Les régions insensibles à l'électrisation, comme les régions sensibles, peuvent, si elles sont lésées, déterminer des paralysies, et, pour les parties sensibles, ces paralysies n'ont pas de rapport avec les troubles d'excitation. L'irrégularité de la réponse motrice est donc la règle pour les animaux comme pour l'homme ».

Et enfin : « Quelle que soit la lésion corticale ou centrale capsulaire ou nucléaire que l'on considère, son siège n'a pas d'influence sur la nature ou la localisation des phénomènes moteurs consécutifs ; les régions antérieures comme les postérieures, les masses grises et les faisceaux de fibres paraissent avoir le même mode d'influence sur les mouvements, et *il est impossible de délimiter rien qui ressemble à un cerveau moteur, ou a fortiori de le subdiviser en régions plus petites adaptées chacune à des mouvements déterminés* ».

Ce qui prouverait qu'il en est réellement ainsi, c'est, au dire de notre auteur, le fait que sur l'animal anesthésié l'action du cerveau disparaît la première. Or, la région dite motrice reste excitable par l'électricité longtemps après la cessation des divers modes d'activité psychique et la disparition des mouvements volontaires.

Mais alors où M. Couty place-t-il le centre moteur, qui doit bien après tout, exister quelque part? *La moelle et le bulbe et peut-être la protubérance seraient les seuls organes moteurs.*

MM. Franck et Pitres ont *cherché* comme M. Couty. *Presque toutes leurs expériences,* comme celles de M. Couty, *ont été pratiquées sur des chiens ou des chats non anesthésiés.* Les plus grandes précautions ont été prises pour éviter dans la mesure du possible « toutes les causes qui sont de nature à épuiser l'animal, ou à modifier accidentellement l'excitabilité de ses centres nerveux (1) ».

(1) *Archives de Physiologie,* 1885, t. I, p. 11 et suiv.

Leur conclusion diffère naturellement de celle de M. Couty : « Les différents territoires fonctionnellement distincts de l'écorce sont représentés dans le centre ovale par des faisceaux nerveux physiologiquement séparés. De chaque territoire cortical part une gerbe de fibres blanches qui s'enfonce directement dans le centre ovale en se dirigeant vers la capsule interne et qui conserve dans tout son trajet intracérébral la même indépendance fonctionnelle que le territoire cortical auquel elle est attachée. *C'est par ces faisceaux sous-corticaux, et par ces faisceaux seulement, que les excitations de l'écorce se transmettent aux centres nerveux sous-jacents* (1) ». Cette théorie, bien entendu, n'engage que MM. Franck et Pitres. Autres cloches, autres sons !

M. Eug. Dupuy, dans l'étude des centres psycho-moteurs — ces centres sont situés autour du sillon crucial — opère de la manière suivante : à l'aide d'un couteau tranchant, il enlève à un chien toute la superficie de ces centres dans les deux hémisphères cérébraux, et ce jusqu'à une profondeur de trois millimètres.

En peu de jours le chien est guéri. Si on le frotte à contre-poil, ou qu'on lui serre ou pique légèrement la peau, il pousse des cris de douleur : il est hyperesthésique. Mais on ne remarque en lui ni paralysie, ni parésie du système moteur : il marche, il court, il se sert de ses quatre membres aussi bien qu'avant l'extirpation des centres psycho-moteurs. *Ce résultat est en contradiction formelle avec ceux obtenus par d'autres expérimentateurs.* Qu'importe ! l'auteur a prouvé que les mouvements spontanés ou provoqués des quatre membres, après l'extirpation *des soi-disant centres psycho-moteurs*, sont parfaitement normaux de toute façon.

On a beau lui faire des objections : *les arguments de ses*

(1) *Comptes rendus de la Société de Biologie*, 1886, p. 74.

contradicteurs ne pèsent guère auprès de lui. Aux expérimentateurs qui lui parlent de l'électrisation ou de la faradisation de la substance grise des circonvolutions corticales, et des conséquences qui en découlent, il répond qu' « *il n'est pas démontré qu'on puisse la faire entrer en jeu par aucun moyen actuellement connu lorsqu'elle est à l'état physiologique* (1) ».

MM. Carville et Duret citent une expérience qui, suivant eux, *démontrerait « que l'électricité appliquée aux circonvolutions cérébrales du chien agit bien sur les éléments nerveux en contact avec les électrodes ».* M. Eug. Dupuy *ne reconnaît pas à cette expérience la valeur qu'on lui attribue.* Et il reproche à ces chercheurs de n'avoir pas tenu compte des propriétés des courants électriques dans leurs expériences. S'ils l'avaient fait, *ils n'auraient pas cru avoir démontré erronées les conclusions émises par notre auteur depuis 1873 sur la valeur des résultats obtenus par Fritsch et Hitzig et par Ferrier.*

Après tant d'autres, M. André Lemoine s'est, à son tour, demandé s'il y a ou s'il n'y a pas des centres psycho-moteurs. La note qu'il apporte dans ce concert — charivari plutôt — est un peu particulière. Il semble qu'il parle plus en clinicien qu'en physiologiste expérimentateur. Ce n'est qu'avec de grandes réserves qu'il sanctionne les dithyrambes que d'aucuns chantent en l'honneur de la vivisection. Il déplore même les tendances envahissantes de la physiologie expérimentale qui finirait par tout absorber si l'on n'y prenait garde. Il se réjouit, en revanche, de voir certains savants, *dont l'idéal est plus haut placé,* lutter contre le courant et revendiquer les droits de *l'école clinique « dont les recherches sont d'une utilité majeure* (2) ».

(1) *Comptes rendus de la Société de Biologie,* 1887, p. 790-791.
(2) *Travaux du Laboratoire de Physiologie de l'Académie de Médecine.* J. V. Laborde, 1885, p. 51 et suiv.

Sans vouloir contester absolument la valeur des expériences physiologiques, il dit « *qu'un sujet plus propre à donner la solution du problème cherché est mis tous les jours en expérience* ».

« L'observation de l'homme par l'homme est le degré le plus élevé que puisse atteindre celui qui est curieux de connaître notre organisme *et désireux de le secourir. La première conquête de la science sur les impénétrables mystères des fonctions nerveuses, la plus retentissante, à coup sûr, la notion exacte du siège de l'aphasie est l'œuvre de la clinique, qui* SEULE *pouvait l'accomplir... C'est à l'observation clinique que l'on doit la connaissance de la lésion qui entraîne l'hémiplégie et l'hémianesthésie cérébrales.* »

« Quand il s'agit de l'organe dont le perfectionnement caractérise l'animalité supérieure, du cerveau, auquel ont été confiées les fonctions de l'intelligence, de la pensée, de la mémoire, qui font réellement de l'homme ce qu'il est, et qui seules ont pu faire naître l'idée de le mettre hors cadre dans la nature, *l'étude de cet organe, pour être fructueuse, doit être faite surtout chez l'homme..... Pour le cerveau, il faut sans cesse comparer, et ne conclure à l'identité des régions que si la concordance des fonctions a été jugée incontestable. Et d'ailleurs avec quelle inimitable perfection la nature n'opère-t-elle pas ! Elle détruit un lobe, une circonvolution avec une netteté et une précision que le physiologiste le plus habile et le plus heureux n'aurait jamais osé rêver, et souvent sans avoir à compter avec des complications dont l'expérimentateur ne peut guère s'affranchir.* »

Ces paroles sages et mesurées tranchent avantageusement avec l'exagération de parti pris de ceux qui affirment que « *sans vivisection il n'y a pas de physiologie, et que sans physiologie il n'y a guère de progrès à espérer pour la médecine* (1) ».

(1) *Revue générale de Physiologie.* — Publication de la *Revue scientifique*, 1883, p. 24.

M. Marcacci, tout en admettant la vivisection, dit que
« *l'observation sur les animaux ne doit jamais se séparer de
celle sur l'homme* ». Et M. André Lemoine : « *C'est à juste
titre que la méthode clinique occupe une place d'honneur
et que son rôle est prépondérant* ».

Il semblerait, après cela, que M. A. Lemoine dût plutôt
repousser la vivisection. Il n'en est rien. « L'expérimentation sur les animaux et l'observation de l'homme doivent se prêter un appui et un contrôle mutuels, et associer leurs efforts pour triompher de l'inconnu. » Le clinicien, par exemple, a-t-il constaté un fait et noté toutes
les particularités qui s'y rapportent (le même fait ne se
représentant pas de longtemps peut-être), c'est au physiologiste à intervenir en provoquant des phénomènes semblables, en multipliant et en diversifiant ses essais pour
contrôler, confirmer ou contredire les conclusions que
paraissait autoriser le fait étudié par le clinicien. *Les
résultats de cette manière de faire, nous les connaissons
et les connaîtrons mieux encore par la suite.*

Et les centres psycho-moteurs? M. A. Lemoine fait
remarquer que « la question des foyers fonctionnels où
s'élaborent et d'où partent les incitations motrices volontaires pour chaque partie du corps est distincte de la *question générale des localisations cérébrales*, quoique s'y rat-
tachant en principe ». La solution du problème posé est
indissolublement liée, subordonnée même à celle de l'excitabilité de l'écorce grise. Sans cette excitabilité, impossible de démontrer, ni même de concevoir *un centre
psycho-moteur*. Mais l'écorce est-elle excitable? *La question
reste en suspens. Les uns disent oui; les autres non.
Prendre parti pour ou contre, serait s'exposer à tomber
dans l'erreur.*
L'expérience de MM. Carville et Duret ne lui paraît
pas plus qu'à M. Eug. Dupuy, concluante. « *Le procédé*

d'ablation de lambeaux plus ou moins considérables de substance nerveuse donne lieu à de graves désordres traumatiques, et entraîne des conditions fonctionnelles qui sont loin d'être celles de l'état physiologique normal. » Les procédés d'excitation eux-mêmes, particulièrement l'électrisation de la substance grise, ne valent pas mieux et « *prêtent à des objections suffisamment légitimées pour compromettre la valeur et la signification des résultats obtenus et proclamés* ».

Que va donc faire M. Lemoine? « Introduire dans les diverses régions de la masse nerveuse encéphalique du sang en nature au moment où il sort d'une artère ou d'une veine, de façon à produire de véritables foyers hémorragiques. » Il espère ainsi « réaliser en quelque sorte, sur le terrain de l'expérimentation, *les résultats cliniques dont la signification, il faut le reconnaître, est capitale dans l'espèce* ».

Voici le procédé : « On pratique un petit trou dans la calotte cranienne, dans la région visée, à l'aide d'un perforateur à vilebrequin, et à travers une toute petite plaie des téguments : le perforateur n'est pas autre chose que la pointe d'un trocart armé d'une canule. L'os traversé, on retire le perforateur, et la canule reste seule en place. Par son extrémité extérieure disposée *ad hoc*, la canule est reliée à un tube de caoutchouc en communication avec un vaisseau artériel ou veineux d'un autre animal préparé d'avance (l'artère convient mieux pour le facile écoulement du sang). Les choses étant ainsi, il suffit de faire pénétrer la canule jusqu'au point où l'on désire faire l'hémorragie, et qu'une étude préalable de la topographie cérébrale dans ses rapports avec l'enveloppe cranienne permet d'atteindre avec un *certaine* sûreté, puis de lâcher le sang que retenait une pince à compression, et le foyer hémorragique s'effectue. » Il est nécessaire de surveiller attentivement les phénomènes fonctionnels qui ne tardent pas à se manifester, et de fermer le courant sanguin au moment opportun, si l'on veut empêcher la mort de l'animal.

Résultats : La piqûre de la portion corticale des circonvolutions « *n'amène pas de réaction notable et surtout ne produit aucun phénomène fonctionnel tendant à montrer l'excitabilité physique de cette région.*

« *L'épanchement artificiel du sang à la surface de ces mêmes circonvolutions, dans le cas de production expérimentale des hémorragies méningées en foyer plus ou moins circonscrit, semble témoigner également de cette inexcitabilité fonctionnelle.* »

Troisième point : L'excitation de l'écorce des circonvolutions d'un animal nouveau-né produit les mêmes phénomènes que l'excitation de l'écorce d'un adulte, au moins pour une des zones motrices (celle des pattes antérieures). Or, les éléments organiques qui composent cette écorce y sont encore à l'état embryonnaire, et, d'autre part, si l'on électrise ces éléments dans d'autres régions, on y trouve une excitabilité nulle.

Le point de départ de l'excitation motrice serait donc bien dans l'écorce, mais « *le véritable siège organique de cette excitation fonctionnelle ne résiderait pas dans les éléments organiques de cette écorce* ». Et nous voilà plus riches de quelques opinions.

« Pour M. Brown-Séquard, le cerveau n'est pas divisé en régions délimitées. La zone motrice, les centres cortico-cérébraux, la troisième frontale, tout cela n'existe pas physiologiquement, *et les idées généralement admises à ce sujet doivent être absolument modifiées.* » — *M.* Lemoine *repousse l'interprétation de M. Brown-Séquard.*

Pour M. Ch. Richet, « la conduction, au moins chez le chien, n'aurait pas une route absolument tracée d'avance ». « *Il y a des voies habituelles, il n'y a pas de voies nécessaires.* »

Chez l'homme, il est vrai, « les paralysies corticales sont permanentes ». *Mais autre chose est l'encéphale de l'homme, autre chose celui du chien.*

On trouvera avec M. Lemoine que l'opinion de M. Richet « *n'est pas de nature à éclairer beaucoup la question et à satisfaire l'esprit au milieu de ces incertitudes* ».

Conclusions de M. Lemoine : « Chez l'homme et les animaux supérieurs, il y aurait donc deux appareils distincts quoique solidaires, l'un pour les mouvements volontaires, l'autre pour les mouvements automatiques ou n'exigeant plus le concours de la volonté. Le premier de ces appareils ne pourrait se passer de l'autre qui n'est en somme qu'un ouvrier, mais un ouvrier indispensable. Le second, au contraire, après avoir reçu du centre volontaire la première impulsion, pourrait par le fait de sa propre puissance assurer la continuité de l'acte commencé. »

« *L'inexcitabilité* propre des éléments organiques de l'écorce cérébrale semble résulter des faits immédiats produits par tout moyen artificiel dont l'action ne peut pas être soupçonnée de s'étendre au delà de la sphère proprement dite de ces éléments. »..... Et les pauvres chiens dont l'organisme et l'état intellectuel « sont assez développés pour que, *faute de mieux*, on leur donne le triste privilège de l'expérimentation physiologique » continueront à être sacrifiés à des recherches dont l'inutilité ou le danger deviennent de plus en plus évidents !

Voyons les expériences de Brown-Séquard sur « *l'influence de la position de la tête sur les propriétés des prétendus centres moteurs et sur les manifestations morbides des cerveaux lésés* ».

Il procède ainsi : il met à nu les deux lobes cérébraux d'un lapin, puis, à l'aide de l'appareil de Dubois-Raymond, il galvanise, peu fortement, « la zone excito-motrice *à droite*, l'animal étant couché sur le flanc *gauche* et la tête tenue contre la table du même côté ». Dans ces conditions, il se produit des mouvements du membre antérieur *gauche* et du postérieur *droit* (bipède diagonal *gauche*). Il place alors le lapin sur le flanc *droit* et la tête du même côté, et applique le même courant sur le même point, *à droite* encore. Cette fois, c'est le membre antérieur *droit* et le postérieur *gauche* qui répondent aux excitations, qui se meuvent (bipède diagonal *droit*).

Ces constatations sont toutes nouvelles. Sont-elles vraies? L'auteur n'en doute pas : « *Ces expériences répétées un très grand nombre de fois*, il y a toujours eu pour une même irritation, au même point, *à droite*, un bipède diagonal *gauche* quand la tête reposait sur le côté *gauche*, et un bipède diagonal *droit* quand elle était sur le côté *droit*. Comme tout, absolument tout, était identique dans ces expériences : force du courant, lieu d'application de l'excitation galvanique, etc., excepté le côté sur lequel la tête était maintenue, il est évident que c'est à cette position de la tête qu'était due la différence entre les effets obtenus (bipède diagonal gauche ou droit). D'où il résulte que, dans ce cas, un changement dans la quantité de sang contenue dans le lobe cérébral *droit* (diminution quand la tête reposait sur le côté *gauche*, augmentation quand elle était sur le côté *droit*) faisait varier l'excitabilité motrice du cerveau *droit*, diminuant celle de certains éléments, augmentant celle de certains autres ».

Il ajoute : « Je demande qu'on ne s'étonne pas de ce que la zone motrice du côté *droit*, au lieu de ne produire que des mouvements des membres *gauches*, ait fait mouvoir un membre à *gauche* et un autre à *droite*. La zone motrice, d'un seul côté, surtout chez le lapin, *peut donner lieu à des mouvements excessivement variés* quant aux membres qui en sont le siège. *Les assertions de Fritsch, Hitzig, Ferrier et leurs adhérents sont très souvent démenties par les faits* (1) ».

<hr>

(1) *Comptes rendus de la Société de Biologie*, 1887, p. 609-610.

La riposte ne s'est pas fait attendre. Des physiologistes qui, trois années durant, ont analysé avec la plus grande précision et avec la plus grande délicatesse « les faits avancés par Ferrier », ces physiologistes n'ont pu que *confirmer les expériences de celui-ci dans les points essentiels.* Mieux encore : ils ont ajouté « *la découverte du siège de chaque jointure* » et « *la définition des caractères spéciaux de chaque mouvement* ». Enfin ils ont reconnu « *qu'il existe des centres, particulièrement bien marqués, situés séparément pour les mouvements du pouce et du premier orteil* (1) ». Après celles-là ?..... Après celles-là viennent les expériences de E.-A. Schäfer, qui, faites sur des singes, *sont presque toutes contraires aux localisations que Ferrier a essayé d'établir.*

Faut-il continuer? *Les animaux de Munk, dont le cerveau a été lésé du côté droit, sont incapables d'incliner la colonne vertébrale vers la gauche. — Ceux de Lœb, opérés soit à droite, soit à gauche, se courbent d'un côté aussi bien que de l'autre.* — A quoi Munk répond que « si les mouvements qu'il nie sont possibles chez les animaux opérés par ses contradicteurs, *c'est que, sûrement, le lobe frontal n'a pas été radicalement extirpé* ».

Hitzig ayant, sur je ne sais plus quelles expériences, très vivement critiqué Lœb, Zuntz avait pris sa défense. Dans la réplique de Hitzig, je lis cette phrase : « *Je reproche justement à Lœb de considérer comme ayant la même signification, des opérations aussi colossalement différentes, et de les décrire comme anatomiquement identiques* (2). »

Quant à Munk il a une manière des plus commodes pour avoir raison : « *Finalement, et quelles que soient les circonstances, l'extirpation totale des régions optiques n'est garantie que par le résultat.* »

<hr>

(1) *Comptes rendus de la Société de Biologie,* 1887, p. 648.
(2) *Pfluger's Archiv,* 1886, t. XL, p. 131.

Le résultat le plus clair de tout cela, ce n'est pas seulement de ne rien résoudre, c'est de remettre en question des choses que l'observation clinique avait, semblait-il, mises hors de tout conteste. Loin donc d'aider, de prêter son appui à la médecine et aux observations des praticiens, la vivisection vient bien plutôt les contredire, les contester, les annihiler : elle tire en sens contraire ; au lieu de renforcer l'attelage, elle l'affaiblit, le neutralise ; elle est le mal à côté de ce qui pourrait être le bien ; elle apporte le désordre, la cacophonie là où sans elle existeraient l'ordre, l'harmonie.

Voici des paroles qui, une fois de plus, justifient mon dire : « Bien que jugée aujourd'hui par la plupart des physiologistes, la question de l'excitabilité réelle de la substance propre du faisceau antéro-latéral n'est pas sans pouvoir susciter encore quelques doutes *en présence des dissidences profondes, tout à fait contradictoires, des résultats obtenus et affirmés par les expérimentateurs les plus autorisés* (1) ».

« *Les observations pathologiques* — ceci va plus loin — *ne nous autorisent point à admettre des centres moteurs chez l'homme.* »

« *L'extirpation physiologique, partielle ou totale, des organes et spécialement des organes nerveux centraux s'accompagne en général de si grands désordres, que les conclusions tirées de ces expérimentations sont presque toujours entachées d'erreur* ET QUE CES EXPÉRIMENTATIONS NE PRODUISENT AUCUN RÉSULTAT. *D'autre part, les lésions produites par les simples piqûres ne sont ni assez profondes ni assez étendues pour donner des résultats positifs* (2). »

« *L'existence d'une région motrice et de centres moteurs localisés dans l'écorce cérébrale est démontrée* PAR LES FAITS CLINIQUES OBSERVÉS CHEZ L'HOMME..... Un fait à remarquer, c'est que d'une façon générale *les cliniciens admettent l'existence*

(1) *Comptes rendus de la Société de Biologie*, 1886, p. 333.
(2) *Physiologie humaine.* — Beaunis, t. II, p. 709.

des centres moteurs corticaux, tandis que beaucoup de physiologistes et des plus éminents, tels que Schiff, Brown-Séquard, Hermann, Goltz, etc., *tendent à en repousser l'existence. Cette contradiction s'explique assez facilement par la variabilité des phénomènes produits par l'expérimentation, et la difficulté de leur interprétation.* »

« Malgré un grand nombre d'expériences sur ce sujet, je n'ai pu encore arriver à acquérir une conviction complète sur cette question ; cependant, *en présence des faits cliniques dont l'importance ne peut être contestée*, il me paraît difficile de mettre en doute l'existence de centres moteurs corticaux, malgré l'incertitude dans laquelle nous sommes encore sur leur mode de fonctionnement (1). »

(1) Beaunis. *Physiologie humaine*, t. II, p. 759-761.

LES FAITS

PHYSIO-PATHOLOGIE DU CERVELET

Sous ce titre, M. le professeur Filippo Lussana a publié, dans les *Archives italiennes de Biologie* (année 1886, p. 145-157), une étude dont je vais essayer de résumer les points les plus importants.

Le cervelet a longtemps été considéré *comme le siège des mouvements involontaires*, surtout pour la respiration et la circulation. Avec Rolando et Flourens, la question changea de face. Le premier, qui fit des expériences sur le cervelet de quatre classes de vertébrés, fut amené à le considérer comme *le centre de la production de la force musculaire*. Le second, après une étude attentive et de nombreuses observations, crut devoir en faire *le coordinateur des mouvements volontaires*.

Nous voici donc déjà en présence de trois opinions qui n'ont entre elles aucune espèce de rapport :

1° *Le cervelet est le siège des mouvements involontaires;*

2° *Le cervelet est le centre de la production de la force musculaire;*

3° *Le cervelet est le coordinateur des mouvements volontaires.*

Ces opinions contradictoires, il importe de le remarquer, sont toutes sorties des expériences physiologiques, c'est-à-dire qu'elles ont une même base, le fait : le fait observé *in anima vili*.

Or, les faits, a-t-on dit, sont des choses brutales contre lesquelles échouent les arguments les plus subtils, les raisonnements les plus logiques. — Oui, mais encore faut-il que le fait soit certain, incontestable, évident. En est-il ainsi dans le cas présent? Non, puisque sur un même fait : l'expérimentation physiologique, on a pu édifier trois théories qui se contredisent du tout au tout.

Mais ce n'est pas tout. Si l'expérimentation a conduit les expérimentateurs à des conclusions qui ne prouvent rien, absolument rien, puisqu'elles s'annulent les unes les autres, elle a encore un autre défaut, plus grave peut-être, c'est de se trouver en désaccord avec la pathologie non moins qu'avec elle-même.

Que disait la vivisection entre les mains de Rolando? Qu'il y a *perte de la force musculaire* lorsque le cervelet a subi une lésion.

Et entre les mains de Flourens? Que *les mouvements*, de *coordonnés* qu'ils sont avec un cervelet intact, deviennent *désordonnés* avec un cervelet lésé.

Or, la pathologie tient un tout autre langage. *Ni la perte de la force musculaire de Rolando, ni les phénomènes tumultueux de Flourens ne s'observent dans les maladies du cervelet.*

Cela signifie, ce me semble, que toutes les opérations, si douloureuses, des vivisecteurs sont non pas la voie royale, capable, préférablement à toute autre, de conduire à la *vérité vraie*, — mais un chemin de traverse où l'on risque de s'égarer, où l'on s'égare effectivement à tout instant, au grand détriment de la science et de l'humanité.

M. le professeur Filippo Lussana, qui attribue au traumatisme opératoire (première période expérimentale) les phénomènes observés par Rolando et Flourens, non content de critiquer les expérimentateurs ses prédécesseurs, nous présente, à son tour, une théorie qu'il formule en ces termes : « *Je fus conduit à considérer le cervelet comme l'organe central pour le sens musculaire des mouvements volontaires de translation* ».

Un peu plus de simplicité et de clarté n'aurait peut-être pas nui à la pleine compréhension de l'idée exprimée, par M. Lussana, dans cette phrase où il condense *le résultat des opérations faites sur le cervelet* DE PLUSIEURS CENTAINES D'ANIMAUX.

A la vérité, les seuls sujets « qui fournissent un exemple positif de la perte des fonctions cérébellaires » sont ceux qui peuvent être conservés en vie pendant des mois ou même des années après avoir subi l'opération du cervelet, *et c'est*, nous dit M. Lussana, *le très petit nombre*. Les autres, ceux qui succombent plus ou moins rapidement dans les jours qui suivent l'expérience, ne peuvent fournir que des renseignements erronés, *à cause des* « *complications dues à de très graves phénomènes irritatifs* ».

L'auteur entre ensuite dans des détails circonstanciés intéressants sur le siège et le fonctionnement du cervelet. Citons textuellement ses paroles :

« Le cervelet est le seul organe nerveux qui soit sur la ligne médiane ; il unifie l'innervation des deux moitiés du corps. Les autres organes cérébraux spinaux restent au contraire anatomiquement et physiologiquement assez divisés sur la ligne médiane pour qu'une moitié influe sur une moitié du corps, et généralement sur la moitié opposée. La lésion d'un de ces organes (un hémisphère, un corps strié, un thalamus, un des corps quadrijumeaux, un cordon médullaire, etc.) produit des phénomènes *unilatéraux*. La lésion d'une partie quelconque du cervelet produit au contraire des phénomènes *bilatéraux*, c'est-à-dire identiques et simultanés dans les deux moitiés du corps. Dans le cervelet, qui est un *organe collectif*, se fondent et s'unifient

les innervations des *deux côtés*, et se perçoit le centre de
gravité du corps dans la station et dans la locomotion. Le
cervelet, comme organe central du sens musculaire, doit
percevoir *la résultante* des poids et des efforts des diverses
parties du corps (colonne vertébrale et membres) de façon
à en mesurer le centre de gravité dans leurs mouvements
si complexes et leurs positions si variées. Si un hémisphère
cérébellaire ne percevait le poids que d'une moitié du corps,
et pas de l'autre, l'équilibre des deux moitiés ne serait pas
possible. Il résulte de cela que toutes les parties du cervelet
peuvent réciproquement se suppléer, parce que toutes ont
la même influence sur les deux moitiés du corps. De plus,
le cervelet peut subir de plus grandes pertes anatomiques
que tout autre organe, avec la plus petite perte fonctionnelle. *Toutes mes expériences, et plus encore celles de
Luciani, démontrent l'indivisibilité de l'unité fonctionnelle
du cervelet.* »

Ces explications semblent ne rien laisser à désirer. Elles
sont claires et nettes. Pas l'ombre d'une hésitation ou d'un
doute. L'auteur aurait-il donc été plus heureux dans ses
recherches, que ceux qui l'ont précédé? Il le croit et l'affirme. Mais tous n'en font-ils pas autant quand ils nous
initient aux résultats de leurs expériences? Il serait imprudent de sortir de la réserve que commande l'incertitude
des observations physiologiques, d'autant plus que posté-
rieurement au travail de M. le professeur Lussana, M. le
docteur Eug. Dupuy termine une de ses communications à
la *Société de Biologie* par cette phrase que je souligne :
« *J'ai l'intention de revenir sur ce sujet de la physiologie du
cervelet et de montrer que cet organe n'est pas le siège des
fonctions qui lui ont été jusqu'ici attribuées* (1) ».
S'il faut s'en rapporter à ces lignes, tout serait remis
en question, malgré la superbe assurance de M. Lussana.

(1) *Comptes rendus de la Société de Biologie,* 1887, p. 637.

Et ses expériences, pas plus que celles des autres vivisecteurs, pas plus que celles, sans doute, de M. Dupuy lui-
même, ne mériteraient de fixer l'attention, toutes donnant
ou ayant donné des résultats également illusoires et trom-
peurs !

Oh ! c'est une singulière science que la vivisection.
Dans les conditions où nous la voyons fonctionner, avec
les conclusions incessamment renouvelées et renouvelables
qu'elle autorise — et favorise — il n'y a pas à craindre
qu'on l'épuise jamais, qu'on en trouve jamais le fond. On
y versera des flots de sang sur des flots de sang, des flots
de douleur sur des flots de douleur, rien n'y fera. Et
quant à la connaissance de la vérité, qui est le prétexte,
la cause ou le but de ces horribles débauches de tortures,
elle fuira dans l'avenir, comme elle a fait dans le passé,
*les savants qui ont la folle et criminelle prétention de trou-
ver le secret de la vie en procurant la mort.* Mais comment
ne pas s'indigner et s'attrister, en songeant aux déplorables victimes sur lesquelles planera indéfiniment, jour
après jour, et année après année, la menace d'être jetées
à nos physiologistes expérimentateurs, pour qu'ils
puissent, sans trêve ni relâche, se livrer au dévergondage
scientifique dont ils se sont fait une loi !

Pour terminer — *in cauda venenum* — *M. le professeur
Lussana dirige une attaque à fond de train contre M. Ferrier*, un de ceux qui se sont le plus passionnément adonnés
à l'étude des fonctions du cerveau. C'est dire que les conclusions de l'un ne sont pas celles de l'autre. Et voyez
quelle aménité dans la discussion : « Ce n'est pas ma
faute, dit M. Lussana, si Ferrier soutient que *les affections
du sens musculaire chez l'homme ne se produisent jamais
sous une autre forme que celle de l'anesthésie tactile.* Je lui
réponds que dans les maladies du cervelet, *c'est le sens
musculaire qui est lésé, et non le sens tactile. Dans certains
cas* (je le répéterai avec Jaccoud et le dirai aussi pour mes

propres observations) *la sensibilité cutanée est conservée.*
Je dirai en outre que chez les animaux opérés au cervelet
*la sensibilité cutanée est toujours conservée, tandis que le
sens coordinateur des mouvements volontaires de locomotion
est toujours lésé* ».

Dans son numéro de septembre 1888, la *Revue Chrétienne* publiait un article intitulé : *La Médecine métaphysique.* On y lisait, entre autres choses, que « les drogues n'ont pas de vertus curatives qui leur soient propres; l'arnica, l'opium, la quinine n'exercent une action que parce que les hommes s'imaginent que ces substances doivent produire un certain effet ». Quant à l'objection qu'un poison pris par mégarde peut causer les accidents les plus graves, les plus funestes, on y répondait à peu près en ces termes : Qu'à un enfant ne connaissant rien de l'arsenic, on administre une dose réputée suffisante pour entraîner la mort, il est plus que probable que cet enfant mourra. Cependant ce n'est pas l'arsenic qui l'aura tué. Mais la notion que cette substance tue étant universellement répandue existait chez l'enfant par hérédité, et, quoique inconsciente, c'est elle qui aura amené le trouble devenu mortel.

« De même, continue l'article, de même chez les animaux soumis par des savants à certaines expériences, les substances employées ont amené certains résultats *parce que l'idée préconçue de ces résultats existait dans l'esprit des savants, et c'est cette idée qui en passant dans l'entendement du chien, y cause une frayeur généralement mortelle.* »

Théorie singulière, absurde, chimérique, dira-t-on. Soit; mais est-ce qu'en repassant les innombrables contradictions de la vivisection, est-ce qu'en voyant comment les mêmes expériences sur les mêmes animaux, par des expérimentateurs différents, conduisent à des résultats absolument dissemblables, on n'en vient pas à se demander si,

au fond, elle ne contiendrait pas quelque parcelle de
vérité? Elle expliquerait, en tout cas, très simplement et
mieux qu'aucune autre, les divergences de nos physiologistes, en nous montrant ceux-ci dupes d'eux-mêmes et de
leurs sujets…, lesquels ne donneraient jamais qu'une
réponse, celle qui, dès avant l'expérience, existait dans le
cerveau de l'expérimentateur. Dupes, ils le sont sûrement,
puisqu'ils n'arrivent pas à se mettre d'accord. Mais pourquoi faut-il que tant de milliers d'animaux soient torturés,
sans mesure, pour une duperie?

Ainsi donc, les malades comme les animaux en observation présenteraient surtout et avant tout, dans leurs
maladies, ou dans les expériences auxquelles on les soumet, *les phénomènes prévus ou préconçus par leurs médecins
ou leurs tortionnaires* (**24**). De cette façon on comprend
sans peine qu'en Italie — M. Lussana est italien — les
hommes atteints au cervelet *aient le sens musculaire lésé*,
au lieu qu'en Angleterre — M. Ferrier est anglais — *c'est
le sens tactile qui*, dans le même cas, *se trouve ne plus
fonctionner*. De même pour les animaux : lorsqu'à Londres
on en opère un au cervelet, *la sensibilité cutanée disparaît*; à Rome, au contraire, dans les mêmes conditions,
*c'est le sens coordinateur des mouvements volontaires de
locomotion qui n'existe plus!*

O science! que de folies on dit en ton nom! Que de crimes
se cachent sous ton ombre! Et comme il faut que nous
t'aimions pour ne pas te prendre en horreur en voyant ce
que tu es devenue entre les mains d'un certain nombre de
tes courtisans (**25**)!

J'ai rapporté la phrase par laquelle M. Eug. Dupuy annonce qu'il a l'intention *de montrer que le cervelet n'est pas
le siège des fonctions qui lui ont été jusqu'ici attribuées*. Je
n'ai pas besoin d'autres arguments *pour réduire à sa juste
valeur* cette dernière prétention de M. le professeur Lussana : « *Les objections qu'on a soulevées pendant ce temps*

d'épreuves — trente-cinq ans de vie et de luttes — *contre
la théorie qui fait du cervelet le centre nerveux du sens
musculaire, n'ont pu que la rendre plus nette et plus forte
en lui donnant le caractère d'une vérité démontrée* ».

Puisque j'ai tant fait que de citer M. Eug. Dupuy, ne le
quittons pas sans le mettre quelque peu à contribution.
« Il est facile d'observer, dit-il, après les lésions du cervelet chez les animaux, tous les phénomènes décrits par
Flourens et ceux qui l'ont suivi jusqu'aujourd'hui. *On
trouve ainsi des arguments tirés de faits expérimentaux
pour établir presque toutes les théories* — et l'on sait si
elles sont nombreuses ! — *reçues à différentes époques depuis
Rolando jusqu'à Ferrier et ceux qui le suivent.* »

Mais si, au lieu d'une ablation partielle, on fait l'extirpation complète du cervelet, et qu'on coupe entièrement
les pédoncules au même niveau, le tout en un seul temps,
— dans ce cas, chose curieuse, *les troubles locomoteurs
observés tout à l'heure ne se présentent pas.* Seulement *on
remarque « un affaiblissement extrême de la force des
mouvements de l'individu tout entier* ». Ceci ramènerait
à la théorie de Rolando si cavalièrement traitée par nombre
de physiologistes.

Encore un coup il ne s'agit pas de nous prononcer sur
la question en elle-même. Ce serait plus que de la témé-
rité lorsque *les hommes du métier* ne parviennent pas à
s'entendre. Ce nouvel exemple doit montrer simplement,
une fois de plus, dans quel cercle sans issue se meuvent
et s'agitent nos physiologistes expérimentateurs.

Mentionnons encore quelques expériences : Magendie,
on le sait, *a sacrifié plusieurs milliers d'animaux* pour ses
expériences sur les nerfs. C'est à lui qu'on doit cette
observation que, si l'on pique les pédoncules du cervelet, *il se produit une rotation qui se fait du côté opposé
au côté lésé.*

Ce fut une occasion, pour d'autres expérimentateurs, d'essayer une opération à laquelle ils n'avaient pas songé auparavant. Longet, entre autres, répéta l'expérience et, ô surprise! observa *que la rotation avait lieu, non,* comme l'avait affirmé Magendie, *du côté opposé au côté lésé, mais du côté même de la lésion.*

Il était difficile d'être moins d'accord. D'où venait cette contradiction à propos d'un même fait? S'il en fallait croire Cl. Bernard et Schiff, l'erreur de Magendie et de Longet — car tous deux se trompent — s'expliquerait par ce fait que, le pédoncule étant large, aucun des deux expérimentateurs n'en aurait lésé la totalité. Celui-là — Magendie — n'aurait fait porter les lésions que sur les parties antérieures où existent des fibres déjà entre-croisées; celui-ci, au contraire — Longet — les aurait fait porter sur la moitié postérieure où les fibres n'ont encore subi aucune décussation. La mutilation n'était donc pas la même dans les deux cas; dès lors on comprend que les mouvements aient eu lieu, pour Magendie vers le côté opposé, pour Longet vers le côté même de la lésion.

Telle est l'explication de Cl. Bernard et de Schiff. Mais est-ce l'expression de la vérité?

DE L'EXCITABILITÉ DE LA MOELLE ÉPINIÈRE

Sur cette question, comme sur la plupart de celles qui touchent à la physiologie expérimentale, *les physiologistes sont loin d'être d'accord.* Pour ce qui est de la substance grise de la moelle épinière, *presque tous croient qu'elle est inexcitable.* Presque tous; car il y a des exceptions : Aladoff et Cyon, par exemple, auxquels s'est joint, dans ces derniers temps, M. Birge. Pour celui-ci, *la substance grise de la moelle de la grenouille est excitable sous une influence mécanique*. Une aiguille qu'on y enfonce « produit un tétanos qui persiste quelques secondes après l'excitation, et se limite toujours au côté excité et à des muscles déterminés ».

Si, en ce qui concerne la substance grise, *les auteurs ne sont pas complètement d'accord, ils ne le sont plus du tout quand il s'agit de la substance blanche*, et se partagent en deux camps absolument tranchés. Deen, Chauveau et d'autres *la croient inexcitable*. Non pas qu'ils nient son excitabilité apparente : ils affirment que *cette prétendue excitabilité « lui vient des racines rachidiennes qui la traversent »*.

Au contraire, Vulpian, Fick et toute une série d'autres physiologistes *lui attribuent « une excitabilité propre, indépendante de ces racines »*.

D'après quelques auteurs — de ceux qui admettent l'excitabilité — il convient encore de se demander *comment et par quels moyens elle est excitable*. Pour les uns, elle le serait surtout par les agents chimiques, tels que : le sel marin, le sang, etc. Pour les autres, dont est Beaunis, une chose est certaine, « c'est que les centres moteurs de la moelle sont excitables par le sang asphyxique et par la chaleur (sang chauffé à 40 degrés). »

Dans la moelle épinière il n'y a pas seulement à considérer la substance grise et la substance blanche en elles-mêmes : il y a les cordons postérieurs et les cordons antérieurs qui y pénètrent ou qui en sortent. Or, s'il en fallait croire Vulpian, « *l'excitabilité des cordons postérieurs se traduirait par des mouvements dus à la douleur, et par des mouvements réflexes* ». — Autre est l'opinion de M. Brown-Séquard : *seuls, des mouvements réflexes répondraient à l'excitation des cordons postérieurs*.

Mais, nous l'avons dit, le problème de l'excitabilité ou de l'inexcitabilité n'est pas définitivement résolu : quelques excitants qu'il employàt, *Van Deen a trouvé, toujours, la moelle de la grenouille complètement insensible*. Chauveau, qui a expérimenté sur de grands animaux, est arrivé à un résultat semblable : *la moelle lui a paru insensible*.

Avec Gianuzzi, *les cordons postérieurs deviennent « excitables après la section des racines postérieures* et la dégénérescence consécutive de leur bout central ». Avec Dittmar, *l'excitation des cordons postérieurs amène un accroissement de la pression*. — Suivant Schiff, Fick, Enjelken, *ces cordons seraient excitables*, comme suivant Gianuzzi et Dittmar.

Passons aux cordons antéro-latéraux : *mêmes contradictions*. Au dire de Van Deen, Huinzingua, Aladoff, Chauveau, *ils sont tout à fait inexcitables*. — *Ils sont excitables*, au contraire, si l'on écoute Cl. Bernard (sauf pour les cordons latéraux); mais leur sensibilité est récurrente, et provient des racines antérieures.

Pour peu que l'excitation soit assez forte, reprennent Fick, Enjelken, Vulpian, *elle détermine des mouvements* qui, pourtant, sont moins intenses que ceux obtenus par l'excitation directe des racines antérieures.

En excitant les cordons antérieurs, Dittmar *n'a pas vu d'augmentation de pression* comme par l'excitation des cordons postérieurs, *mais il en a vu une, légère, en excitant les cordons latéraux*.

Mendelsohn *admet l'excitabilité des cordons antérieurs*. Gad a répété ses expériences : *il lui a été impossible d'obtenir les mêmes résultats que lui, tout en employant le même procédé*.

Les conclusions de Mendelsohn rencontrent un autre adversaire : c'est Schiff. — Biedermann *soutient que* chez les grenouilles « *l'excitation électrique des cordons antérieurs et même*, dans des conditions particulières d'excitabilité, *l'excitation mécanique, déterminent des contractions*. — Schiff *ne nie pas ces contradictions : il les croit de nature réflexe*, et dues non pas à l'excitation même des cordons antérieurs, mais à celle de fibres sensitives qu'ils contiennent.

Si des excitations nous passons aux sections des diverses parties de la moelle, nous nous trouvons en présence des mêmes difficultés et des mêmes contradictions. On explique celles-ci par celles-là.

Sectionne-t-on les cordons postérieurs *seuls*, il ne se produit ni paralysie des mouvements volontaires, ni paralysie de la sensibilité. Entendons-nous. Si tous les expérimentateurs sont d'accord sur la persistance de la motilité, des divergences nombreuses se manifestent quant à la sensibilité : *Van Deen la trouve diminuée; Kusmin constate des troubles, très peu notables, il est vrai, de ce côté; Schiff voit disparaître la sensibilité tactile..... tous résultats contredits, d'après M. Beaunis, par presque tous les physiologistes.*

Continuons : Brown-Séquard attribue à cette section d'autres effets. Il en résulterait une hyperesthésie dans les parties de la peau situées au-dessous de la section, et du même côté. Ott et Meade veulent bien admettre cette hyperesthésie, mais dans le cas seulement où la substance grise aurait été intéressée. Woroschiloff et Osawa, eux, ni dans le premier cas, ni dans le second, n'ont jamais pu constater cette hyperesthésie..., et ainsi de suite.

Pour Schiff, les cordons postérieurs auraient, entre autres fonctions, celle de transmettre les impressions tactiles proprement dites : chez les animaux dont toute la moelle a été sectionnée à l'exception des cordons postérieurs, la sensibilité au contact persiste, alors que la sensibilité à la douleur est abolie. Kusmin pense là-dessus comme Schiff. Osawa les contredit l'un et l'autre : la motilité aussi bien que la sensibilité sont, avec lui, tout à fait abolies quand la moelle est sectionnée tout entière, à l'exception des cordons postérieurs.

Si l'on sectionne ceux-ci, avec un cordon latéral d'un

seul côté — telle est l'opinion de Herzen et Löwenthal —
on ne constate guère « autre chose qu'une diminution de la
sensibilité tactile du côté lésé et un peu de paresse dans
les mouvements des membres du même côté ».

A tout cela M. Beaunis, à qui ces renseignements sont
empruntés, ajoute : *Les mêmes contradictions existent
pour la section des cordons latéraux, des cordons antérieurs,
de la substance grise, de la section de la moitié postérieure
de la moelle, de l'hémisection de la moelle, de la section lon-
gitudinale de la moelle.*

Quelques observations encore : Si au sujet des racines
des nerfs rachidiens nous interrogeons Steinmann,
L. Cyon et autres, ils nous diront que l'excitabilité des
racines antérieures est sous l'influence des racines postérieures. Celles-ci sectionnées, la hauteur de contraction
des muscles diminue..., *résultats contredits par plusieurs
observateurs,* par Marcacci, principalement, qui aurait vu
*l'excitabilité des racines antérieures augmenter notablement
après la section des racines postérieures.*

M. E. Wertheimer, qui a étudié l'action des nerfs centripètes du tronc sur la respiration spinale, conclut ainsi :
Si l'activité des centres spinaux est très forte, un excitant
appliqué à un nerf sensitif l'arrête; si elle est plus faible,
il la renforce; il la provoque si elle ne s'est pas encore
manifestée spontanément.....

DES NERFS ET DE LEUR EXCITABILITÉ

1° Influence de la température sur les nerfs. —
Quelle est l'influence de la température sur les nerfs? *Les
observateurs et les observations se contredisent; les interpré-
tations varient.* Si vous interrogez Valentin, Rosenthal et

Afanasiew, ils vous diront que les nerfs moteurs de la grenouille se contractent si vous y appliquez une température inférieure à 4 degrés au-dessous, ou supérieure à 35 degrés au-dessus de zéro. — Si vous vous adressez à Eckhard, la réponse sera quelque peu différente : ses grenouilles sont plus résistantes ; il n'y a contraction qu'entre + 66 à + 68 degrés. Vis-à-vis du froid elles se comportent exactement comme celles de Valentin, Rosenthal et Afanasiew.

Suivant Pickford, toute variation brusque de température est un excitant pour les nerfs. — Grutzner soutient une autre thèse : ses récentes expériences sur le chien et le lapin — animaux à sang chaud — lui ont fait admettre une distinction entre les diverses espèces de nerfs au point de vue de l'influence de la température. « Ainsi, tandis que les nerfs sensibles et excito-réflexes sont excités par une température de + 45° à + 50°, il n'y a aucune influence excitante produite sur les nerfs moteurs, les nerfs d'arrêt (pneumo-gastriques), les nerfs sécréteurs et les nerfs vaso-moteurs, à l'exception des vaso-moteurs de la peau. Le froid à 0° n'agit pas comme excitant sur les nerfs. »

En prétendant que c'étaient les variations brusques de la température qui agissaient sur les nerfs pour les exciter, Pickford s'est trompé : c'est la température absolue qui influence les nerfs centripètes.

Grutzner combat les idées des autres physiologistes. — Lautenbach combat celles de Grutzner. Peine inutile, car Grützner, ayant voulu vérifier et confirmer ses affirmations antérieures, s'est trouvé dans l'impuissance de le faire d'une manière satisfaisante. Tant avec les nerfs sensitifs qu'avec les nerfs moteurs il est arrivé, par le froid, à des résultats négatifs.

Avant lui déjà Weber avait constaté l'inexcitabilité des nerfs moteurs par le froid : le coude plongé « dans un milieu réfrigérant, de façon à refroidir le nerf cubital, il se produit de la douleur, mais pas de contraction dans les parties innervées par ce nerf (1) ».

A la page 640 de son ouvrage, Beaunis représente une grenouille, les pattes de devant et les pattes de derrière clouées sur des planchettes, une partie du corps plongée dans un bain d'huile, tandis que l'appareil électrique fonctionne pour l'excitation des nerfs.

La chaleur, semble-t-il, qui tout d'abord augmente temporairement l'excitabilité des nerfs, la diminue ensuite, et à partir de 50° la fait disparaître peu à peu, de telle sorte qu'à 65° elle est tout à fait abolie. Ainsi pensent Rosenthal et Afanasiew. Mais, ne l'oublions pas, la question de l'excitabilité elle-même demeure douteuse pour d'autres observateurs.

2° De l'excitation des nerfs sur leur température. — Divers observateurs, tant sur la grenouille et les animaux hibernants — Valentin — que sur les animaux à sang chaud — Oehl — *avaient constaté une augmentation de chaleur dans les nerfs au moment de leur excitation. Helmholz était arrivé à des résultats contraires sur les nerfs de la grenouille.* Heidenhain n'a pas eu plus de bonheur que Helmholz : bien qu'employant les appareils les plus sensibles, il lui fut impossible de constater, fût-ce le plus minime échauffement des nerfs pendant leur activité.

Schiff a repris récemment ces expériences. Ses observations ont porté sur des animaux à sang chaud qu'il refroidissait artificiellement avant de procéder aux excitations. Dans ces conditions, il a pu observer que les nerfs s'échauffaient au moment de leur tétanisation par des courants induits. Ces expériences semblent à M. Beaunis des plus probantes : elles le font se ranger parmi ceux qui admettent l'échauffement des nerfs au moment où ils entrent en activité (2).

(1) Beaunis. *Physiologie humaine*, t. I, p. 639-640.
(2) *Id.*, *ibid.*, t. I, p. 650.

Donc, Valentin, Oehl, Schiff, Beaunis sont *pour* l'échauffement des nerfs; Helmholz, au contraire, et Heidenhain sont *contre* ce même échauffement. Qui prononcera entre eux? Je l'ignore. Ce que je sais bien, c'est que les animaux continueront à souffrir de ces contradictions.

3° **De l'excitabilité des nerfs.** — Les nerfs sont-ils excitables? Admettons-le avec le plus grand nombre des physiologistes. Le sont-ils également dans toute la longueur de leur trajet? *Il ne le paraît pas.*

Budge et après lui Pflüger *trouvèrent l'excitabilité des nerfs moteurs plus grande dans les parties les plus éloignées du muscle.* L'excitation de ces parties déterminait, en même temps, des contractions plus intenses que celles des parties rapprochées. — *Mais la vérité de Pflüger n'est pas celle de tout le monde.* D'autres physiologistes ayant voulu, à leur tour, se rendre compte, *ont obtenu des résultats différents.*

Voici, par exemple, Heidenhain. Son étude a porté sur l'excitabilité du nerf ischiatique de la grenouille intacte.

Qu'a-t-il vu? Bien des choses : d'abord une diminution de l'excitabilité à mesure qu'il s'éloignait du muscle, puis, à partir d'un certain point, une recrudescence qui bientôt ramenait l'excitabilité à son degré primitif, non pas pour s'y arrêter, mais pour le dépasser et atteindre son maximum au niveau du plexus; depuis là, l'excitabilité recommençait, à tomber et allait s'affaiblissant jusqu'à la moelle.

M. Beaunis n'est pas sans soulever quelques objections à ce sujet : En serait-il ainsi dans le nerf tout à fait normal? Celui-ci n'aurait-il pas plutôt la même excitabilité sur tous les points de sa longueur? Les différences observées par Heidenhain ne tiendraient-elles pas à la préparation même, et tout particulièrement à la section des branches qui naissent du tronc nerveux? Ce qui semblerait donner au moins une apparence de raison aux difficultés soulevées par M. Beaunis, c'est ce fait — si fait il y a — « que les points les plus excitables correspondent aux points d'émission des branches nerveuses ».

Avec Hermann et Fleischl, nouveau changement; la partie supérieure du nerf est plus excitable pour les courants descendants, la partie inférieure pour les courants ascendants.

Budge, dont le nom a déjà été cité, trouve « dans le nerf sciatique de la grenouille des points *très* excitables (tiers supérieur), *moins* excitables et *inexcitables* ».

Fleichl pénètre plus avant encore dans le détail et montre, dans le même nerf, trois segments (racine motrice, segment intra-pelvien, segments extra-pelvien) dont chacun « présente un pôle supérieur, un pôle inférieur et un équateur; à chaque pôle supérieur, le nerf est plus excitable pour le courant descendant : à chaque pôle inférieur, pour le courant ascendant ; à l'équateur, il y aurait égalité pour les deux courants ».

Soit, remarque Tigerstedt, j'admets comme vous cette différence d'excitabilité des divers points du nerf, mais seulement en tant qu'il s'agit de l'excitation électrique. Dès que l'on emploie l'excitation mécanique, l'excitabilité est la même partout.... Sur quoi viennent se greffer les observations d'Hallsten et Efron, *qui sont arrivés à des résultats contraires.*

Autre chose : Les excitations qui portent sur la *coupe transversale* du nerf produiraient, d'après Blix, des effets contraires aux effets ordinaires : « le nerf serait plus excitable à l'anode pour la fermeture du courant constant, pour les courants induits et pour les décharges du condensateur ».

Continuons toujours. Si l'on sépare les nerfs des centres nerveux, il se produit pour commencer, une augmentation d'excitabilité qui a une double cause : la séparation d'avec ces centres et l'influence de la section elle-même, c'est-à-dire que cette augmentation temporaire tient, d'une part, à la mort du nerf et, de l'autre, « à ce que dans le voisinage de la section, il se développe un fort courant descendant qui met cette partie du nerf en électro-tonus ». Cette hyperexcitabilité, toutefois, ne dure guère. Bientôt le nerf devient moins excitable, puis il ne l'est plus du tout. Suivant Longet et Stannius, la diminution, plus rapide chez les animaux à sang chaud, marche du centre à la périphérie . « L'excitabilité disparaît progressivement, tranche par tranche, en allant de la surface de section à l'extrémité du nerf; mais, pour chaque tranche nerveuse, cette disparition est précédée d'une période d'exagération de cette excitabilité. » Cependant, ici encore, rien d'absolu. L'excitabilité nerveuse pourrait bien, d'après Brown-Séquard, être jusqu'à un certain point indépendante des centres nerveux.

Onimus veut qu'elle disparaisse plus vite, après la mort, sur les nerfs cérébro-spinaux que sur les nerfs sensitifs.

Les nerfs sont de deux sortes : nerfs moteurs, nerfs sensitifs. Sont-ils également excitables, ou existe-t-il une différence d'excitabilité — et dans ce cas quelle est-elle — entre les uns et les autres ? On n'en est encore qu'aux conjonctures..., comme ailleurs. Par exemple, prend-on, au lieu de ses terminaisons, le tronc nerveux lui-même, dans ce cas les fibres motrices, en général, paraissent plus excitables. L'excitation d'un nerf mixte donne des contractions bien avant toute manifestation de sensibilité. Les choses se passent différemment quand il s'agit des terminaisons nerveuses.

Dans les expériences de Grützner, « les excitants thermiques et les courants constants agissaient plus tôt sur les nerfs centripètes que sur les nerfs centrifuges (à l'exception des vaso-moteurs) ». — Dans celles de Moriggia, qui plongeait le nerf sciatique de la grenouille dans une solution étendue d'acide chlorhydrique, la sensibilité disparaissait avant la motilité. — Negro, qui est venu après Moriggia, n'a pas, il est vrai, trouvé cette différence.

D'autres conditions, jusqu'ici mal déterminées, interviennent pour modifier l'excitabilité nerveuse. Les animaux bien nourris seraient, plus que les autres, sensibles aux excitations. Au contraire, les grenouilles conservées dans l'obscurité le seraient moins, ainsi que celles prises pendant l'été : c'est du moins ce qu'affirment Marmé et Moleschott.

Ajoutons qu'à l'encontre d'un grand nombre de physiologistes, Beaunis n'accorde aucune spontanéité à la cellule nerveuse, pas plus qu'aux autres éléments. « L'existence d'une excitation préalable est, suivant lui, aussi nécessaire pour la cellule que pour la fibre nerveuse. »

Muller, par l'étude de ce qu'on appelle les sensations spéciales, la vue, par exemple, était arrivé à *admettre pour chaque nerf une énergie spécifique*, déterminée par son organisation. Ainsi, quel que soit l'excitant employé, le nerf optique répondrait « toujours aux excitations par des sensations de lumière et rien que par elles, le nerf auditif par des sensations de son, et ainsi de suite... Cette hypothèse avait paru séduisante. La plupart des physiologistes s'y étaient laissé prendre. La plupart; non tous : Lotze, Volkmann et plus récemment Wundt, Lewis et d'autres l'ont très sérieusement battue en brèche. Il faut avouer, d'ailleurs, c'est Beaunis qui le dit, qu'elle « est difficilement conciliable avec un grand nombre de faits physiologiques..... »

« L'excitabilité des centres réflexes — Beaunis — est plus vive, en général, mais se perd aussi plus vite en été qu'en hiver. Cependant, d'après Archangelsky, Tarchanof, Wundt, etc., elle serait augmentée par le froid »... (1).

____

(1) Beaunis. *Physiologie humaine*, t. I, p. 626 et suiv.

LES FAITS

CENTRES THERMIQUES DU CERVEAU. — INFLUENCE DE LA DOULEUR SUR LA TEMPÉRATURE DU CORPS. — ROLE DES CANAUX SEMI-CIRCULAIRES. — DÉCAPITATION DES CHIENS.

CENTRES THERMIQUES DU CERVEAU

M. Ch. Richet a assidûment étudié cette question. Mais il n'est ni le seul ni le premier qui s'y soit appliqué. Plus d'un, avant lui, y avait consacré le meilleur de son temps et de son talent.

Pourquoi donc reprendre une tâche que d'autres avaient faite et refaite? Ah! c'est qu'ici comme partout, comme toujours, les contradictions abondent, au lieu de l'unité de vues et de conclusions qui serait nécessaire. Selon les opérateurs, les effets des lésions du système nerveux central sur la température sont tout à fait variables. « Ainsi — je cite textuellement M. Richet — *M. Lewisky contredit les observations de M. Tscheschischin; M. Küssner n'est arrivé qu'à des résultats négatifs; M. Rosenthal n'a pu se former, d'après ses propres expériences, une opinion définitive*, et il incline plutôt à penser que les phénomènes thermiques ne sont que des phénomènes vaso-moteurs. *Surtout, MM. Brück et Günter sont arrivés à des résultats différents, puisque, sur vingt-trois expériences, onze fois ils ont eu un résultat positif, et douze fois un résultat négatif. M. Schreiber ne peut pas non plus, dit-il, conclure pour l'existence de centres modérateurs ou excitateurs de la chaleur* (1). »

Un autre expérimentateur en ce domaine, M. Wood, *pense que la section de la moelle à la région cervicale augmente la production de la chaleur.* Il en serait de même de la piqûre, de la section et de la destruction de la protubérance.

Quant à son opinion touchant la température dans les lésions du cerveau proprement dit, sur vingt-six expériences dans lesquelles le cerveau a été ou piqué ou cautérisé, *il a observé onze fois une diminution de chaleur, et quinze fois une augmentation.* D'autre part, sur dix expériences où la protubérance a été lésée, neuf ont donné une augmentation de chaleur dans des proportions considérables.

Pour M. Wood donc, le problème est loin d'être définitivement résolu, et dans cette incertitude, au moins, il se rencontre avec plusieurs de ses cochercheurs.

M. Ch. Richet est beaucoup plus affirmatif. Après de nombreuses expériences, il croit « pouvoir admettre comme démontré, que *la piqûre, la cautérisation, l'excitation mécanique et traumatique des hémisphères cérébraux ont un effet hyperthermique presque sans exception* ».

Mais entre ce qu'un auteur croit pouvoir admettre et ce qui est réellement, il y a généralement très loin, surtout en science vivisectionniste !

Outre cette hyperthermie que M. Ch. Richet admet, quoi qu'elle ne soit pas rigoureusement prouvée, un autre phénomène se manifesterait — je dis : *se manifesterait,* parce qu'il n'est pas absolument certain que la chose soit — à la suite des piqûres, cautérisations ou autres lésions

(1) *Archives de Physiologie*, 1882, t. II, p. 467 et suiv.

du cerveau. Il surviendrait une surexcitation très curieuse chez l'animal. — On sait, par exemple, combien sont gauches, paresseuses et maladroites, les allures des lapins dits de choux, qui vivent, en général, dans des cages très étroites. Or, qu'on prenne un de ces lapins ; qu'on pique, qu'on cautérise ou qu'on excite mécaniquement ses hémisphères cérébraux : aussitôt tout change, l'animal devient « farouche, saute avec une agilité extrême, se sauve en faisant des bonds prodigieux dès qu'on approche, dresse les oreilles comme font les lièvres et les lapins de garenne, et n'a plus les oreilles traînantes des lapins de choux ». De même, « les canards, les poules, ainsi opérés, courent sans pouvoir pour ainsi dire s'arrêter. Ils se lancent en avant, et quoiqu'ils ne soient aucunement aveugles, ils vont buter contre les obstacles qui arrêtent leur course ».

Notre auteur continue. *Ce double phénomène*, dit-il : *accroissement de température et accroissement d'excitabilité psychique, suit invariablement la lésion du cerveau* quelle qu'elle soit, qu'il s'agisse d'une piqûre, d'une cautérisation par des substances chimiques ou par le thermocautère, à condition toutefois que les corps opto-striés ne soient pas trop profondément lésés.

A mesure qu'il avance, M. Ch. Richet devient plus affirmatif. Tout à l'heure il parlait de l'effet hyperthermique comme se produisant *presque sans exception*. Il ne reste plus trace à présent de cette expression légèrement restrictive : c'est *invariablement* que l'effet se produit. Nous n'avons plus devant nous qu'une règle absolue. On dirait que l'auteur s'est laissé griser par son propre enthousiasme.

Mais voici que tout à coup la scène change de nouveau. Détournant un instant les yeux de ses propres travaux pour les reporter sur les observations d'autres chercheurs, il nous montre Munk et Christiani, deux observateurs émérites, *qui sont arrivés à des résultats absolument opposés aux siens*. Or, quand des observateurs également distingués disent les uns oui, les autres non, ceux-ci blanc, ceux-là noir, le public, qui écoute et regarde, ne sait plus à qui entendre, ni à quel saint se vouer... Qu'il est donc malaisé, en vivisection, de trouver un fond solide où poser sûrement le pied !

Nous ne sommes pas au bout. On ne l'est jamais en vivisection, pas plus avec les expériences qu'avec les conclusions auxquelles elles conduisent leurs auteurs. Voici donc, pour faire suite aux opinions déjà relatées, *celle qui voudrait que les lésions superficielles eussent pour conséquence d'aug-menter la chaleur jusqu'à la faire monter à 42°2, tandis que les lésions profondes auraient pour effet de la diminuer jusqu'à la faire tomber à 37°, 36°, 35° et plus bas encore.*

M. Ch. Richet nous a dit que J. Tscheschischin et Lewisky *étaient arrivés à des résultats opposés.* Il s'agissait, pour ces auteurs, de savoir quel effet avait, sur la température, la séparation de la moelle allongée d'avec le pont de Varole. J. Tscheschischin prétend que *cette opération a pour consé-quence une augmentation de la température de l'intérieur du corps* en même temps qu'un accroissement de l'excitabilité réflexe, et une plus grande fréquence de la respiration et du pouls.

Lewisky répète les expériences de Tscheschischin ; voici à quoi il arrive : *là où son prédécesseur a vu constamment s'élever la température, lui a constaté un abaissement non moins constant.* Du moins, l'augmentation n'existait-elle — très minime, quelques dixièmes de degré — que lorsque à la suite de l'opération il se produisait des attaques convulsives (1).

Entre ces deux opinions extrêmes, il restait une position intermédiaire à prendre. MM. L. Brück et A. Günter, élèves de Heidenhain — déjà cités — firent un certain

(1) *Pfluger's Archiv*, 1870, p. 578-579.

nombre d'expériences pour essayer de concilier les résultats de Tscheschischin et de Lewisky, pour décider, tout
au moins, lequel, de celui-ci ou de celui-là, méritait
le plus de créance. Leur conclusion est que la section du
cerveau à la limite du pont de Varole et de la moelle allongée *peut avoir* pour conséquence une augmentation de la
température du corps. Sur sept expériences :

Deux ont, indubitablement, donné ce dernier résultat;

Quatre ont amené un abaissement de la température;

Une, enfin, s'est présentée dans des conditions telles,
qu'il n'a pas été possible de savoir s'il y avait accroissement ou diminution de la chaleur (1).

Et nunc erudimini.

M. Ott admet l'existence *d'un centre de température qui
aurait son siège dans le voisinage du corps strié*. Il a remarqué que si, après avoir trépané le crâne, on enfonce une
aiguille à travers le cerveau jusqu'à la base, en différents
points, la température s'élève pour retomber au bout de
quelques heures. Vient-on à toucher un point à la partie
antérieure du thalamus, *près du corps strié* : la température
monte de trois à quatre degrés et demi (Fahr.) et se main-
tient ainsi pendant près de vingt-quatre heures (2).

Autres paraissent être les résultats des expériences de
M. le docteur H. Girard (Faculté de Médecine de Genève).
Il trépanait les crânes comme Ott, et enfonçait des aiguilles
dans le cerveau. Mais, avec lui, l'hyperthermie se produisait particulièrement bien accentuée, *lorsque la lésion
atteignait le corps strié dans sa partie médiane*. La température, au contraire, ne variait pas d'une manière sensible si l'aiguille passait en avant ou en dehors du corps
strié, ou encore lorsqu'elle n'en lésait que la partie externe,
ou enfin lorsqu'elle traversait les hémisphères cérébraux

(1) *Pfluger's Archiv*, 1870.
(2) *Revue des Sciences médicales*, 1886, p. 17.

dans une direction horizontale, au-dessus des gros ganglions (1).

Chemin faisant, M. Girard *combat une des assertions de M. Ch. Richet, affirmant qu'il n'a jamais remarqué l'hyperexcitabilité psychique dont cet auteur a parlé.*

Si M. Girard admet, comme un phénomène constant, l'hyperthermie qui survient après les excitations qui atteignent les corps striés, il ajoute qu'*il ne l'a obtenue, dans ses expériences, ni aussi forte ni aussi prolongée que MM. Aronsohn et Sachs.* Il observe encore que chez le chien et le lapin, tout au moins, *les excitations mécaniques et électriques des hémisphères cérébraux n'amènent à leur suite aucune augmentation de température.*

En cela encore il diffère d'opinion avec M. Ch. Richet qui affirme que *l'accroissement de température suit invariablement la lésion du cerveau,* quelle qu'elle soit, qu'il s'agisse d'une piqûre ou d'une cautérisation.

Quant à la région calorigène elle-même, il la place des deux côtés, dans la convexité médiane du corps strié et dans les parties sous-jacentes jusqu'à la base (2). Je ne sais si M. Richet serait tout à fait du même avis.

Des recherches ultérieures ont quelque peu changé les opinions premières de MM. Ott et Girard à ce sujet : *Il n'est pas permis,* dit celui-ci, *d'admettre l'existence, dans l'encéphale des animaux à température constante, d'un centre thermogène unique* (3) ».

L'autre, M. Ott, comme résultat des expériences faites à Easton (Pennsylvanie) dans un laboratoire privé, *établit quatre centres thermiques encéphaliques* : 1° en avant et au-dessous du corps strié ; 2° à la convexité médiane du noyau coudé ; 3° dans la lame cornée, à l'endroit où, d'après Schiff, une piqûre provoque, chez les lapins mâles, un cri

<hr>

(1) *Archives de Physiologie,* 1886, t. VII, p. 286.
(2) *Ibid.,* 1886, t. VII, p. 298.
(3) *Ibid.,* 1888, t. I, p. 326.

spécial ; 4° à la partie antérieure et interne de la couche optique.

Ceci semblait devoir donner satisfaction à M. H. Girard *qui trouvait qu'un centre, c'était insuffisant*. Oui, sans doute, jusqu'à un certain point ; mais, d'autre part, ses expériences ne concordent pas avec celles de Ott, *trop précises à son sens : « Mes expériences ne me semblent pas autoriser une localisation aussi exacte »*.

Et puis *si un centre ne suffit pas, quatre ce n'est guère*. Aussi conclut-il par ces mots : « *Les régions encéphaliques qui, dans les conditions physiologiques, président à la calorification, sont évidemment très nombreuses* ». — A quand de nouvelles variations ?

INFLUENCE DE LA DOULEUR SUR LA TEMPÉRATURE DU CORPS

Cette question se rattache d'assez près à celle des centres thermiques du cerveau. Elle a donné lieu aux mêmes contradictions.

M. Ugolino Mosso (1), qui s'est occupé de cette recherche après beaucoup d'autres, constate dès l'abord que *ses expériences l'ont conduit à des résultats tout opposés à ceux de Mantegazza*. Il a observé « que la douleur augmente la température du corps, ou, plus exactement, qu'on observe au commencement une élévation, et ensuite une diminution de la température rectale ».

Il est très important de noter la température de l'animal avant l'expérience. Faute de le faire on risque de se tromper dans l'explication des phénomènes calorifiques consécutifs à l'irritation des nerfs sensitifs. Ainsi *Heidenhain,*

---

(1) Ugolino Mosso. *Archives italiennes de Biologie*, 1886, p. 331 et suiv.

*opérant sur des chiens ayant la fièvre, a vu la température
du corps augmenter sous l'influence de la douleur. Mantegazza, qui avait opéré sur des lapins normaux, avait vu,
tout au contraire, diminuer la chaleur.*

Ce n'est pas tout. A en croire Heidenhain, l'abaissement de température observé par Mantegazza sur des
animaux normaux persisterait même après la séparation
de la moelle d'avec le cerveau, pourvu qu'on continuât à
irriter les nerfs sensitifs : *cela revient à dire que l'abaissement de la température n'a pas pour cause la douleur,
l'animal, après la section de la moelle, ne pouvant plus
sentir la souffrance.*

M. Ugolino Mosso, en opposition avec Mantegazza, l'est
aussi avec Heidenhain. « *Mes expériences*, dit-il, *ont donné
des résultats tout à fait opposés à ceux de Heidenhain. En
effet, dans mes expériences faites sur les grenouilles déca-
pitées, j'ai trouvé une augmentation de la température pour
des excitations qui produisent une vive douleur chez l'animal intact.* »

Suivant notre auteur, les expériences de Heidenhain
tendraient à prouver que si la température diminue rapidement au commencement de la douleur, la cause en doit
être cherchée dans les vaisseaux sanguins. La douleur
seule est incapable de produire cet abaissement, puisque
chez les animaux qui ont la fièvre, elle (la douleur) n'a
pas pour conséquence une diminution calorique.

*Malgré sa bonne volonté, Ugolino Mosso n'a pas pu se
mettre d'accord avec Mantegazza, plus qu'avec Heidenhain.*
Les expériences sur les lapins, il les a cependant répétées
de diverses manières. Tantôt on lui apportait les animaux
directement du jardin ; tantôt il les tenait enveloppés pendant quelques heures dans du coton ; tantôt il les habi-
tuait à rester tranquilles, en les tenant fixés plusieurs
jours sur les tables du laboratoire à la température ambiante de 14 à 16 degrés…,.. *et toujours le résultat était le*

même : élévation rapide et constante de la température, à laquelle succédait souvent un abaissement.

Un autre expérimentateur, Wood, se trouve également en contradiction avec Heidenhain et Mantegazza. La douleur, suivant lui, produit *rarement* un abaissement de température ; — *rarement, donc quelquefois ; donc Wood qui est en désaccord avec Heidenhain et Mantegazza l'est aussi avec U. Mosso.*

Wood a souvent constaté une augmentation qui pouvait aller jusqu'à cinq dixièmes de degré, et qui était suivie ensuite d'un abaissement, comme dans les expériences du physiologiste italien.

Comment expliquer cet abaissement de la température? *Heidenhain veut que sous l'impression de la douleur, l'animal perde une plus grande quantité de chaleur que dans l'état normal. Wood pense qu'il s'agit, dans ce cas, d'une action que les nerfs des sens exercent sur le centre modérateur.*

Contradiction quant au résultat de l'expérience et contradiction quant à l'explication à donner de ce résultat : tel est le bilan de ces cruelles expériences — d'entre les plus cruelles, ce qui n'est pas peu dire — où l'on produit de parti pris, de volonté déterminée, la douleur, douleur atroce, souvent, dont on veut étudier les effets sur la température animale.

U. Mosso, qu'il opérât sur des lapins, des grenouilles, des chiens ou lui-même — il se faisait serrer les mains jusqu'à production d'une douleur irrésistible — *obtenait toujours*, il y revient à plusieurs reprises, *une élévation de la température animale.* Pour exclure de ses expériences tout autre facteur que celui de la douleur, *il immobilisait les sujets à l'aide du curare,* c'est-à-dire que l'animal gardait toute sa sensibilité, mais perdait la faculté des mouvements, de tout mouvement, quoi qu'il souffrît : cauchemar effroyable !

Outre la douleur et ses effets, on étudie, dans le laboratoire d'U. Mosso, les phénomènes de la fatigue. Les chiens, enfermés dans des roues qu'on fait tourner avec une rapidité plus ou moins grande, sont obligés de suivre, à la course, le mouvement de la machine qui les entraîne. Souvent, *dans cette course haletante, ils se blessent, leurs jambes sont écorchées, leurs ongles saignent*..... Dans ces cas, on observe de surprenantes élévations de température, attribuables, selon notre auteur, « *à la douleur que doivent certainement souffrir ces animaux qui s'opposent à la course et sont entraînés malgré eux*..... Ce qui est certain, c'est que, dans ces circonstances seulement, l'on observe des températures si considérables. » — Ce qui est plus surprenant, à notre avis, que les plus énormes augmentations de température, c'est le calme, le sang-froid, l'indifférence avec lesquels l'homme arrive à torturer, sans fin et sans mesure, des créatures sensibles et aimantes ou utiles. Si l'on avait un instrument pour mesurer ces choses, on ferait de singulières constatations.

Mais voici une des expériences d'Ugolino Mosso ; elle est du 9 février 1885 : « Température ambiante, 14 degrés. Un gros chien aveugle entre dans la roue de bois que l'on fait tourner avec une vélocité de 19 tours à la minute. Lorsqu'on le fait sortir, après une heure vingt minutes, parce qu'il se laissait entraîner — ce qui signifie qu'il était épuisé au point de ne plus pouvoir suivre le mouvement de la roue — les jambes saignaient ; la température avait augmenté de trois degrés deux dixièmes en une heure vingt minutes. Elle était montée de 38°6 à 41°8 ; le pouls était monté de 92 à 142 ».

ROLE DES CANAUX SEMI-CIRCULAIRES

Encore une question qui, malgré des expériences sans nombre, est loin d'être résolue à la satisfaction de tous. Les contradictions se sont entassées sur les contradictions à mesure que de nouveaux observateurs se sont ingéniés à faire sortir *la vérité vraie des vérités supposées telles* par leurs prédécesseurs.

On en jugera par l'analyse, le résumé plutôt, que nous allons faire d'une étude de M. Laborde sur le : *Rôle des canaux semi-circulaires*, étude insérée dans les *Travaux du Laboratoire de Physiologie*, par J.-V. Laborde, 1885, p. 31-49.

Sans entrer dans de longs détails, disons simplement, pour les personnes qui pourraient l'ignorer, que les canaux semi-circulaires, au nombre de trois, appartiennent à l'oreille interne, qu'ils ont chacun deux ouvertures sur le vestibule (sauf deux qui ont une ouverture commune) qui, lui aussi, appartient à l'oreille interne. Leur forme, comme le nom l'indique, est celle d'un demi-cercle ou d'une anse; deux sont situés verticalement, un horizontalement.

Voici maintenant les observations de Flourens :

« Quand on coupe sur un pigeon le canal horizontal des deux côtés, il survient sur-le-champ un mouvement brusque et impétueux de la tête de droite à gauche et de gauche à droite.

« Quand on coupe un canal vertical, il survient sur-le-champ un mouvement brusque et impétueux de la tête de bas en haut et de haut en bas.

« Et quand on coupe tout à la fois le canal horizontal et un canal vertical, il survient sur-le-champ un mouvement brusque et impétueux de la tête, tantôt de droite à gauche et de gauche à droite, et tantôt de bas en haut et de haut en bas.

« Ce qui revient à dire que la section des canaux horizontaux détermine un mouvement *horizontal*, celle des canaux verticaux un mouvement *vertical*.

« De plus, l'un des canaux verticaux, l'inférieur, est dirigé d'avant en arrière ; sa section détermine un mouvement d'avant en arrière, ou de culbute en arrière ; l'autre canal vertical, le supérieur, a une direction d'arrière en avant : sa section détermine un mouvement d'arrière en avant, ou de culbute en avant. »

Ces résultats sont simples, clairs et nets. *Ils n'ont qu'un tort, c'est de ne pas être acceptés par les physiologistes* qui, s'étant, depuis Flourens, occupés de la question, *ont trouvé d'autres phénomènes et tiré d'autres conclusions.*
Suivant M. E. de Cyon, les canaux semi-circulaires *nous donneraient « une série de sensations inconscientes sur la situation de notre tête dans l'espace*; chaque canal aurait un rapport strictement déterminé à une des dimensions de l'espace ». Quant à la perte de l'équilibre et aux autres troubles, il ne seraient « que la suite des perturbations apportées à ces sensations par la section des canaux ».
En d'autres termes « E. de Cyon a créé comme un nouveau sens : *le sens de l'espace*, en prenant, comme l'avait fait Flourens, pour base de son interprétation, la direction des canaux ».

M. J.-V. Laborde ne conteste pas l'habileté de E. de Cyon, oh ! non ; il reconnaît, il proclame, tout au contraire, que la plupart de ses expériences sont très bien conduites. Il est vrai qu'il n'a pas plus tôt rendu cet hommage au célèbre physiologiste allemand, qu'il tombe sur lui à coups de massue, comme s'il craignait qu'on ne prît trop au sérieux ce qu'il vient de dire : « *Son interprétation*, ainsi s'exprime-t-il, *ne nous paraît pas admissible, et la création d'un sens spécial de l'espace, non seulement n'est pas justifiée dans l'espèce, mais elle est contraire aux principes mêmes, aux notions fondamentales de la physiologie* ».

M. Brown-Séquard attribue les troubles moteurs consécutifs à la section des canaux semi-circulaires *à un vertige auditif. Par des expériences tant anciennes que récentes il lui a été possible, en effet, de provoquer les mêmes troubles fonctionnels en blessant le nerf acoustique.*

Mais ici intervient M. Schiff *qui nie absolument ce résultat expérimental.*

M. Laborde, prenant une position intermédiaire entre celui-ci et celui-là, déclare que « *sa possibilité dépend de la portion lésée du nerf auditif* ».

M. Vulpian, lui, se range franchement à l'avis de M. Brown-Séquard, parce que le résultat des expériences de celui-ci lui paraît confirmer sa manière de voir, qui est que tous ces phénomènes sont « dus à un vertige auditif, bien que les canaux semi-circulaires ne renferment pas de ramifications visibles du nerf acoustique, ces ramifications s'arrêtant dans les ampoules ».

En 1869, un autre physiologiste, Lœvenberg, après « de nombreuses expériences, variées et bien conçues » — c'est M. Laborde qui parle — avait posé ces conclusions :

1º *Les troubles de locomotion produits par la lésion des canaux sont dus à une excitation, et non à une paralysie;*

2º *L'excitation des canaux produit les mouvements convulsifs par voie réflexe, sans aucune participation de la conscience;*

3º *La transmission de cette excitation réflexe se fait dans les couches optiques.*

De ces conclusions, la deuxième se rapproche de très près de ce que M. Laborde *croit être la vérité* sur ce sujet. Mais l'auteur, M. Lœvenberg, « *fait complètement fausse*

*route et erreur lorsqu'il place dans les couches optiques la
voie de transmission réflexe* ».

Une chose excuse sa méprise, c'est qu'il manquait « des
données que nous possédons aujourd'hui, grâce aux résultats convergents des recherches d'anatomie micrngra-
phique et de physiologie expérimentale ». Soit; mais
qu'est-ce alors qui excuse les méprises non moins graves
et de tous les jours dont sont victimes les physiologistes
auxquels ces données ne manquent pas?

M. Benno-Baginski, dont les expériences — toutes récentes — ont porté surtout sur « les effets de la pression
de divers liquides injectés dans la caisse tympanique »,
conclut que « *les phénomènes attribués à la lésion des
canaux semi-circulaires seraient exclusivement sous la
dépendance des lésions cérébrales du voisinage* ».

Après avoir rapporté ces diverses — et contraires —
opinions, M. Laborde en vient à son propre travail. La
première question qui se pose devant lui est celle de
savoir « si la variété des effets des lésions des canaux
semi-circulaires, selon la direction de ces derniers, est
un fait aussi réel, aussi constant que Flourens a cherché
à l'établir, et *croit l'avoir expérimentalement établi* ».

Et sa réponse est que « *sur ce point capital, il y a tout au
moins une exagération qui n'est pas loin de l'erreur* et qui
est devenue l'origine et peu à peu, GRACE AUX ENTRAÎNEMENTS
D'UNE SYSTÉMATISATION PLUS OU MOINS INGÉNIEUSE, *le pivot d'une
doctrine physiologique inacceptable* ».

Ici, M. Laborde doit avoir raison. Comment croire que
toujours les mêmes phénomènes se présentent après la
lésion des canaux semi-circulaires? Cela supposerait que
dans cette expérience, très délicate, on ne lèse *jamais* que
ces canaux mêmes. Or, au dire de M. Laborde, il est extrêmement difficile de les « léser tout à fait *individuelle-
ment* ». « L'isolement complet sur l'animal vivant de

ce petit appareil est des plus laborieux et des plus délicats, et *il expose à des accidents intercurrents presque inévitables, qui*, lorsqu'ils ne sont pas une entrave ou un empêchement de l'expérience projetée, *sont souvent de nature à influencer les résultats cherchés :* telles sont les hémorragies et les lésions du voisinage portant sur le système nerveux encéphalique. » (Les animaux qui servent à ces expériences sont, en général, des poules, des pigeons ou des dindons.)

Si la chose est difficile, elle n'est pas cependant impossible, et M. Laborde a plusieurs fois été « assez heureux » pour la réussir. « Or, *l'effet immédiat, constant, l'effet essentiel et, pour ainsi dire, caractéristique de cette lésion —* quel que soit d'ailleurs le canal atteint — c'est une *déséquilibration* de la tête, et presque simultanément du corps de l'animal, due à un entraînement irrésistible soit d'un côté, soit d'un autre, soit alternativement d'un côté et de l'autre, suivant que la lésion porte sur un seul côté ou sur les deux à la fois. »

On voit que ces constatations diffèrent quelque peu de celles de Flourens. Il y a plus. M. Laborde, dans le cours de ses expériences, a observé un fait qui paraît avoir échappé à Flourens aussi bien qu'à ceux des expérimentateurs qui l'ont suivi. Ce fait, très significatif, « c'est que l'entraînement de la tête, à la suite d'une lésion unilatérale d'un ou de plusieurs canaux, peut prendre et prend parfois la forme d'une *contracture* permanente des plus intenses ». (Le dindon, avec son long cou, se prête bien à cette observation expérimentale.)

Si M. Laborde a constaté des phénomènes que d'autres, tout en faisant les mêmes expériences sur les mêmes espèces animales, n'avaient pas su voir, il a fait encore une autre découverte : c'est que les phénomènes obtenus par la section des canaux semi-circulaires se produisent *identiques* si l'on pique le bulbe dans la région « qui contient les fibres restiformes, au voisinage du lieu d'origine,

c'est-à-dire du noyau de la racine sensitive du trijumeau ».
Aussitôt la piqûre faite, il se produit « un entraînement
irrésistible de la tête du côté de la lésion, et si celle-ci
est suffisante, sans être cependant ni trop profonde, ni
trop étendue, *on voit survenir*, aussitôt que l'animal —
un pigeon de préférence — est abandonné à lui-même,
*une déséquilibration qui le met plus ou moins dans les con-
ditions apparentes de l'ivresse* ».

La piqûre des fibres restiformes ne produit donc les
effets en question que si elle intéresse « un point avoisi-
nant le noyau d'origine de la racine descendante ou sensitive du trijumeau ».

Citons textuellement notre auteur dans les explications
assez compliquées qui suivent : « Mais d'autre part, dit-il,
un des résultats constants et significatifs de cette lésion
est des *troubles trophiques* de l'œil correspondant au côté
lésé, troubles caractérisés d'abord par une opacité plus ou
moins profonde, et consécutivement par l'ulcération et
l'opacité de la cornée, absolument comme dans le cas de
section intra-cranienne du trijumeau. Eh bien, de même
que la lésion du noyau d'origine de la branche descendante
du trijumeau s'accompagne habituellement des troubles
fonctionnels de la déséquilibration de la tête et du corps qui
caractérisent les lésions des fibres cérébellaires et restiformes, de même la lésion de ces mêmes fibres, avec production des phénomènes caractéristiques en question, tout
à fait assimilables aux phénomènes de Flourens, tribu-
taires d'une lésion des canaux semi-circulaires, s'accompagne des troubles trophiques oculaires, qui sont un
témoignage certain du siège de la lésion.

« Il y a donc, dans ce résultat expérimental constant, la
démonstration définitive d'une corrélation fonctionnelle
entre l'appareil semi-circulaire et la région bulbo-protu-
bérantielle que nous venons de préciser expérimentalement, région constituée par les fibres restiformes, émana-
tion, en majeure partie, des pédoncules cérébelleux infé-

rieurs. Il est permis, en conséquence, et sans sortir du domaine des déductions purement physiologiques suggérées par les faits qui précèdent, d'expliquer ainsi qu'il suit la relation fonctionnelle ci-dessus : lorsqu'on a produit une lésion de l'appareil semi-circulaire, cette lésion va retentir, par voie de continuité, sur la région bulbaire en question, de façon à donner lieu aux troubles fonctionnels caractéristiques. Or nous savons, de par des notions physiologiques incontestablement acquises, que cette région, formée par des fibres *cérébelleuses*, appartient au centre fonctionnel proprement dit de l'équilibration et de l'association fonctionnelle des mouvements; il est, par suite, facile de comprendre que les troubles consécutifs à la lésion des canaux, et au retentissement de cette lésion sur les fibres restiformes, soient essentiellement des troubles de déséquilibration.

« Le nerf acoustique se divise en deux parties distinctes, en deux branches, dont l'une, la postérieure et superficielle, après s'être distribuée par ses expansions périphériques dans le limaçon (rampe cochléenne), va se rendre aux barbes du *calamus* qui constituent ses origines apparentes, et aux centres cérébraux de perception sensitive, et dont l'autre, antérieure et profonde, s'épanouissant dans les ampoules des canaux semi-circulaires, va se rendre au cervelet. Mais à quelle partie du cervelet? selon quelle direction bien déterminée? C'est ce que l'on ne savait pas, pas plus qu'on ne connaissait les importantes connexions que les fibres de cette racine affectent, sur leur passage, avec certains amas circulaires caractérisés au point de vue morphologique et fonctionnel.

« Cette racine antérieure et profonde partant de l'intérieur des ampoules semi-circulaires se dirige vers le corps restiforme qu'il contourne en avant, et va aboutir en partie à un noyau diffus de grosses cellules étoilées, c'està-dire motrices, et en partie au corps restiforme luimême.

« La racine antérieure ou ampullaire aboutit à un *noyau moteur* : en termes physiologiques, cela veut dire que, *sensitive au départ, elle devient motrice à l'arrivée.* Elle diffère, sous ce rapport, complètement de sa congénère, la racine postérieure ou cochléenne.

« Toute lésion des ampoules semi-circulaires produit nécessairement une impression irritative ou excitatrice sur les expansions terminales du nerf (racine antérieure ou profonde de l'acoustique) qui s'y distribue ; cette impression est transmise par la voie centripète des fibres constitutives de cette racine. Où? D'abord au noyau de *cellules motrices* qui se trouve sur son passage. Or, toute impression sensitive qui passe par un noyau moteur est transformée en acte moteur par mécanisme *réflexe;* c'est ce qui a lieu ici. Mais où se fait la réflexion? Sur un centre fonctionnel spécial, celui de la coordination et de l'équilibration des mouvements.

« Remplaçons l'impression artificielle due à la lésion expérimentale par une des impressions naturelles que le sens spécial dont il s'agit (sens auditif) est destiné à recevoir dans son exercice normal, impression de bruit ou en général d'onde sonore, et nous aboutissons exactement au même mécanisme physiologique du phénomène ; *en sorte que la destination fonctionnelle des canaux semi-circulaires se trouve ramenée, en dernière analyse, à celle d'un appareil sensitivo-moteur annexé et approprié à un sens spécial : le sens de l'audition.*

« En général, l'exercice fonctionnel normal et parfait de la plupart de nos sens spéciaux exige l'intervention de mouvements locaux plus ou moins généralisés, appropriés à cet exercice, et en harmonie avec lui ; de plus, ces mouvements sont et doivent être, pour que le but soit atteint à cet effet, de l'ordre de ceux qui sont soustraits à l'influence de la volonté, c'est-à-dire inconscients; ils appartiennent, par conséquent, au mécanisme réflexe, et demandent les dispositions morphologiques du système nerveux nécessaire à ce mécanisme : de là l'annexion d'un appareil sensitivo-moteur spécial ou d'emprunt qui, s'il n'est pas encore trouvé pour tous les organes des sens, le sera certainement un jour, car il est démontré en principe.

« En ce qui concerne le sens de l'audition, il n'est pas douteux que son exercice fonctionnel complet et parfait ne nécessite une locomotion appropriée de la tête et même de tout le corps, permettant l'adaptation ou, pour dire le vrai mot, *l'orientation* provoquée par l'impression sonore. Eh bien, l'appareil semi-circulaire, avec ses connexions structurales centrales, réalise l'appareil sensitivo-moteur le mieux approprié possible à la production immédiate et rapide de mouvements à la fois inconscients et coordonnés, puisqu'ils sont sous la dépendance du centre organique de l'équilibration motrice.

« Ainsi se trouve ramenée à une des notions physiologiques les plus simples la fonction des canaux semi-circulaires, celle d'un *appareil sensitivo-moteur annexé au sens spécial de l'ouïe pour en assurer le complet et parfait fonctionnement.* »

Observons ici un fait qui a sa très grande importance dans la question : c'est que si M. Laborde a raison, si les fonctions des canaux semi-circulaires sont bien réellement ce qu'il les croit, il doit son succès moins à ses vivisections proprement dites qu'aux « *recherches d'anatomie micrographique* ». Comment, en effet, excuse-t-il la méprise ou les erreurs de Lœvenberg? En disant qu'il manquait « des données que nous possédons aujourd'hui, grâce aux résultats convergents des recherches d'anatomie micrographique et de physiologie expérimentale ». Il a donc fallu autre chose que les expériences. Il est permis de se demander si cette *autre chose* n'aurait pas suffi à elle seule pour conduire au même but.

Mais M. Laborde a-t-il raison? Ce qui est certain, c'est que ses recherches et ses conclusions n'ont pas empêché d'autres expériences ultérieures d'être tentées. C'est ainsi que nous trouvons dans *Pfluger's Archiv* (1888, t. IV, p. 135 et suivantes) une nouvelle étude de J. Breuer (Vienne) dont voici la conclusion : « *Mais*, je l'avoue, *je n'estimais pas ces nouvelles expériences nécessaires, mes expériences antérieures paraissant avoir résolu la question.* Je les ai publiées en 1875 — donc dix ans avant celles de Laborde; *donc celles-ci, la question étant résolue, étaient superflues* — et j'ai pu les confirmer entièrement en les répétant..... Mais je ne puis passer sous silence une observation. *Je crois qu'on a suffisamment incisé de canaux semicirculaires.* Aux 105 pigeons que Baginski a sacrifiés à ces expériences *pourraient succéder d'autres hécatombes sans que notre science en fût augmentée.* Les expériences de Flourens ont entièrement élucidé ce côté de la question. L'organe du sens que le vestibule contient de toute manière *doit, en fin de compte, être étudié par des méthodes plus délicates que ne le sont les excisions, l'arrachement ou les brûlures des canaux* ».

Lorsque nous disons nous-mêmes ces choses, on nous répond que, profanes, nous n'y entendons rien. Il est bon, dès lors, que les hommes du métier nous prêtent l'appui de leur autorité. Merci à M. J. Breuer !

DE LA DÉCAPITATION DES CHIENS

Depuis un certain nombre d'années on fait de nombreuses expériences en vue d'étudier les « effets de l'anémie totale de l'encéphale », ou pour connaître les effets produits par la décapitation (26). Beau sujet pour la science et les hommes de science! La guillotine pour les chiens! Les savants transformés en bourreaux, au sens littéral du mot! Malédiction sur une science et des recherches qui recourent à de tels moyens! Quoi! au moment où nous réagissons contre les barbaries que nous a léguées un passé sanguinaire; lorsque, de toutes parts, les bonnes volontés se liguent pour une guerre à mort contre les injustices et les iniquités sociales, c'est cet instant que la science — fille du Ciel, dit-on — choisit pour se faire de plus en plus cruelle et violente! Est-ce là ce que nous devions attendre d'elle? Est-ce là son rôle?

Et que penser des hommes de science qui, de sang-froid, sans nécessité, par amour de l'art, par une vaine et malsaine curiosité, avec je ne sais quelle secrète satisfaction, se créent, pour y assister et pour en jouir, des spectacles dans le genre de ce qui suit : « Au moment où la tête se détache, la bouche est presque toujours démesurément ouverte, comme si l'animal faisait une inspiration profonde. Les paupières, d'abord fermées et agitées de petits mouvements convulsifs, s'ouvrent bientôt : les globes oculaires roulent dans leurs orbites, et les pupilles sont contractées. Les mâchoires s'écartent et se rapprochent violemment : les oreilles se dressent..... (1) »

Quant aux résultats, le plus clair est que les animaux meurent quand on leur coupe la tête, exactement comme lorsqu'on les empoisonne. Il y en a un autre pourtant. Des savants avaient affirmé l'existence de mouvements volontaires de la tête après la décollation : M. P. Loye nie absolument ces mouvements.

Si cette contradiction ne devait avoir pour résultat de nouvelles expériences qui en provoqueront d'autres, lesquelles en provoqueront d'autres encore, il n'y aurait rien à en dire. Mais comme elle sera l'occasion ou le point de départ de nouvelles hécatombes de chiens — les auteurs dont M. P. Loye conteste les conclusions ne voudront pas rester sur son démenti — on ne peut que vouer au

(1) *Revue scientifique*, 31 mars 1888. (Voir aussi un magnifique article de M. V. Meunier, dans le *Rappel* du 6 avril 1888.)

mépris, à l'indignation et à la réprobation de tous les hommes de cœur, des pratiques sans autre issue que la mort, sans autre profit que des constatations sans valeur ni pour la science ni pour l'humanité. Jeux stupides et féroces, dignes tout au plus d'un Néron ou d'un Commode, lesquels, faisant courir des autruches dans le cirque, apostaient des hommes qui, armés de flèches en forme de croissant, devaient, à un moment donné, leur abattre la tête. Les animaux ainsi décapités continuaient à courir un certain temps encore, pauvres corps sans tête. Ce spectacle hideux — et original dans son horreur! — devait plaire au fils d'Agrippine. On comprend moins que des savants puissent se délecter à la vue de scènes qui ne sont pas moins odieuses ni moins tragiques.

Je disais que les savants mis en cause par M. P. Loye ne resteraient pas sous le coup de ses dénégations. Je ne me trompais pas. Dans les *Archives de Physiologie* (1er juillet 1889, p. 27 et suiv.) je trouve, sur la question de la décapitation et de ses suites, un travail de MM. G. Hayem et G. Barbier. Dans leurs expériences, deux animaux sont invariablement en cause : un transfuseur, un cheval, qui fournit le sang par sa carotide droite ; — un transfusé, un chien, le plus souvent. Celui dont il est ci-après question était « un épagneul bâtard, *très doux*, *intelligent*, du poids de 15 kil. 500 ». Lorsque tout est prêt pour la décollation, les deux victimes sont mises en communication vasculaire, une seconde avant la détroncation. Je copie textuellement :

La tête tombe. Les yeux sont animés de mouvements convulsifs. La clignotante se rabat. La peau de la face se trémousse. En très peu de temps, la physionomie a perdu toute expression. Mais bientôt, au bout de trente secondes, les contractions faciales changent d'aspect. On dirait qu'elles sont volontaires. La physionomie exprime l'effroi.

45 secondes. — Mouvements réflexes, spontanés et très actifs des paupières.

1 minute. — La langue sort de la gueule et lèche les lèvres.

1 min. 10 sec. — Quelques gouttes d'ammoniaque, déposées à l'entrée d'une narine, provoquent la sortie de la langue, qui vient lécher les parties ayant subi le contact du liquide irritant.

1 min. 45 sec. — On cherche en vain à opérer la ventilation du larynx; la trachée est coupée trop près de cet organe, dont les contractions énergiques repoussent le tube du soufflet qu'on ne peut maintenir en arrière de la glotte; aucun cri ne se fait entendre pendant l'insufflation.

2 minutes. — La physionomie perd son expression, les paupières s'affaissent.

2 min. 32 sec. — Réflexes oculaires doubles.

2 min. 38 sec. — Deux faibles efforts respiratoires.

2 min. 45 sec. — Autre effort semblable. La tête se ranime; les yeux se rouvrent; les paupières s'écartent et se rapprochent spontanément.

3 minutes. — Effort respiratoire. Les globes oculaires se portent dans diverses directions à l'appel de la voix.

3 min. 10 sec. — Le regard est ardent, la physionomie très éveillée.

3 min. 20 sec. — La langue lèche le museau.

3 min. 25 sec. — On dépose de l'acide picrique en poudre sur la langue.

3 min. 30 sec. — Nouveaux léchements. La tête remue en totalité, se soulève par contraction des muscles cervicaux et l'écartement des mâchoires, comme pour se défendre.

3 min. 45 sec. — Effort respiratoire énergique soulevant la tête.

3 min. 42 sec. (Il y a bien 42 après 45.) — Les incisives saisissent vivement un morceau de sucre qu'on présente; mais, aussitôt dans la bouche, ce corps est rejeté par un effort de la langue.

4 min. 30 sec. — Nouveaux lèchements. On essaie encore l'insufflation laryngienne, mais sans succès.

4 min. 47 sec. — Les yeux se tournent du côté où on appelle de la voix.

4 min. 53 sec. — Efforts respiratoires toujours énergiques.

5 min. 8 sec. — L'aspersion d'eau froide sur la partie inférieure de la tête occasionne la fermeture énergique des paupières.

5 min. 39 sec. — La physionomie exprime une douleur réelle quand on pince fortement les narines.

5 min. 43 sec. — Effort respiratoire. Mouvements d'apparence volontaire de la langue dans la bouche, comme pour rejeter l'acide picrique.

6 min. 21 sec. — L'aspersion d'eau froide sur la face provoque chaque fois une vive secousse dans la tête.

6 min. 27 sec. — Mouvements toujours volontaires des yeux, dirigeant le regard du côté où on appelle.

6 min. 54 sec. — Effort respiratoire. Clignement spontané des paupières.

7 min. 12 sec. — Corps clignotant fortement rabattu.

7 min. 20 sec. — Effort respiratoire.

7 min. 31 sec. — Contractions d'apparence convulsive dans les muscles de la face.

7 min. 50 sec. — La langue sort de la gueule et y rentre à plusieurs reprises.

8 min. 11 sec. — On présente une écuelle d'eau; les yeux se tournent vers le liquide, et les mâchoires s'écartent comme pour laper.

8 min. 52 sec. — Mouvements volontaires des yeux, des narines et des muscles de la face.

9 min. 50 sec. — La langue essaie de lécher le sucre qu'on présente, l'introduit dans la gueule, mais le rejette aussitôt. — On se rappellera qu'elle était déjà barbouillée d'acide picrique.

10 min. 14 sec. — Autres manifestations volontaires de la tête.

10 min. 40 sec. — Soubresauts de toute la tête à chaque effort respiratoire.

11 min. 9 sec. — La physionomie devient un peu somnolente; les efforts respiratoires sont moins nombreux et moins énergiques.

11 min. 20 sec. — Paupières un peu tombantes; contractions dans les muscles du cou.

11 min. 50 sec. — La piqûre de la peau donne lieu à des contractions très accusées dans les muscles sous-jacents.

12 min. 3 sec. — Tête très somnolente, par suite du ralentissement de l'injection dû à la torsion des tubes.

12 min. 29 sec. — La tête se réveille; la transfusion reprend.

12 min. 47 sec. — La langue se retire quand on la pince.

12 min. 59 sec. — Nouveaux lèchements.

13 min. 5 sec. — Mouvements volontaires des yeux.

13. min. 30 sec. — On arrête la transfusion pour ménager le sujet transfuseur.

13 min. 40 sec. — Rétraction des commissures.

13 min. 45 sec. — Un long bâillement agonique.

13 min. 52 sec. — Langue et peau insensibles.

13 min. 57 sec. — Bâillements agoniques lents, mais rapprochés.

14 minutes. — Réflexe cornéen unilatéral.

14 min. 25 sec. — Bâillements faibles, mais rapprochés.

14 min. 32 sec. — Effort respiratoire assez net.

15 min. 20 sec. — Disparition des réflexes cornéens; yeux très rétractés. Mort définitive de la tête.

Nota. — L'état de somnolence, constaté à diverses reprises, était dû à la torsion accidentelle des tubes pendant les manipulations qu'on faisait subir à la tête pour les explorations dont il a été parlé.

A l'autopsie de l'encéphale, il n'a rien été noté de particulier dans les vaisseaux ni dans la substance nerveuse.

C'est à propos d'expériences de ce genre, que Vulpian disait :

« *Si un physiologiste la tentait sur une tête de supplicié, quelques instants après la mort, il assisterait peut-être à un grand spectacle. Peut-être pourrait-il rendre à cette tête ses fonctions cérébrales, et réveiller dans les yeux et les muscles faciaux, les mouvements qui, chez l'homme, sont provoqués par les passions et les pensées dont le cerveau est le foyer.* »

Un spectacle plein de grandeur? Non, mais bien *un spectacle plein d'horreur et d'épouvante*. Et c'est pour assister à ce spectacle que nos savants se font livrer, en toute hâte, les suppliciés qui, conduits au cimetière après l'exécution, sont de là, après un simulacre d'enterrement, ramenés au laboratoire. Peut-être se rappelle-t-on qu'il y a quelques années, ils ont longuement discuté les effets de la transfusion du sang sur une tête humaine coupée. On n'était pas d'accord sur les phénomènes ; on ne l'est jamais dans ce domaine. Quelques-uns pourtant croyaient au *grand spectacle* dont parle Vulpian.

La seule chose que nous voulions retenir de cette discussion et des faits qui y ont donné lieu, c'est la tentation presque invincible qui pousse les expérimentateurs à renouveler sur l'homme, mort ou vif, les observations qu'ils ont faites sur l'animal : tentation terrible à laquelle, malheureusement, on ne sait pas toujours résister. Les preuves à l'appui de cette affirmation ne manquent pas : j'en cite quelques-unes ailleurs.

Mais puisqu'il en est ainsi, ne devons-nous pas, avec d'autant plus d'énergie, combattre une méthode de recherches qui ne respecte plus rien, pour qui rien n'est plus sacré : ni la vie ni la mort, ni l'animal ni l'homme, ni la souffrance ni la pitié? Voir, voir, expérimenter, expérimenter : tout le reste disparaît et s'efface. La vivisection, sous ce rapport, est comme l'avarice qui amasse et amasse toujours, sans souci de ce qui est légitime et de ce qui ne l'est pas ; — comme l'ambition qui veut être satisfaite, fallût-il, pour cela, accumuler les ruines, et semer la mort. Elle ne dit jamais : c'est assez. Les expériences appellent les expériences... La pente est glissante ; on la descend sans pouvoir ni vouloir s'arrêter, pris d'une sorte de vertige dans lequel se confondent toutes choses, s'obscurcit la conscience, s'endurcit le cœur, s'émousse la sympathie. Il faut que la loi vienne mettre un frein à ce débordement qui ne connaît plus de barrières à ses caprices, plus de bornes à sa malfaisance et à ses prétentions outrées. C'est une question d'honneur, de justice, d'intérêt public (27) !

En attendant, MM. P. Loye, G. Hayem, G. Barbier, d'autres encore continueront leurs exploits, décapiteront des chiens et d'autres animaux pour... la plus grande honte de la science. Ils nous l'ont promis ; ils tiendront parole. « Nous nous proposons de poursuivre, disent MM. G. Hayem et G. Barbier, cette étude en faisant varier les conditions expérimentales et notamment la pression sous laquelle le sang est injecté. » — Et ainsi sans fin !

LES FAITS

DU GOITRE

Ses causes. — Le mot goitre vient du latin *guttur*, gosier. On sait qu'il n'est que la distension exagérée du corps thyroïde. Plus fréquent chez la femme que chez l'homme, il est héréditaire et se transmet de génération en génération.

A quelle cause l'attribuer? Autant de têtes, autant d'avis. Pour ceux-ci, il aurait son origine dans l'usage des eaux provenant de la fonte des neiges. Pour ceux-là — de Saussure, Fodéré, Benedict — il serait dû, avant tout, à l'humidité et à la privation de l'air.

Erreur, dit Humbold, qui a rencontré de nombreux cas de goitre et de crétinisme sur les hauts plateaux de la Colombie, secs, dépouillés et balayés par les vents.

Avec Boussingault, autre antienne : c'est à l'eau désoxygénée — soit par son contact avec des substances minérales avides d'oxygène, telles que le fer et le soufre, soit par la présence de l'acide carbonique, — c'est à l'eau désoxygénée qu'il convient de faire remonter le goitre endémique.

Un chirurgien de l'armée de Bengale, le Dr J. Mc Allan, en voit la cause dans la surabondance des sels calcaires de l'eau : conclusion qui est le résultat de longs voyages entrepris dans le but spécial d'étudier l'origine et les développements de cette affection.

Ingres s'est prononcé en faveur des sels magnésiens dont la présence serait un indice certain du goitre. Cette opinion ne concorde pas avec celle de J. Mc Allan : elle n'en est pas moins, comme l'autre, le fruit d'observations recueillies à la suite de nombreuses pérégrinations à travers le monde.

S'il en fallait croire le Dr Grange, l'existence, en quantités notables, des sels magnésiens dans les boissons et les aliments expliquerait à elle seule le développement simultané du goitre et du crétinisme. Il appuie son dire sur ce fait curieux : « Il est des jeunes gens, dit-il, qui, pour se soustraire à la circonscription, se donnent volontairement le goitre en faisant usage de certaines eaux que l'analyse démontre être très magnésiennes, tandis que beaucoup de familles se préservent de cette affection en buvant d'autres eaux ».

Mais à cet exemple, qui pourrait sembler décisif, le Dr Niepce en oppose d'autres qui en diminuent singulièrement la valeur. Ainsi, dans les vallées de l'Isère et d'Aoste, il existe des villages où les goitreux et les crétins sont très nombreux. Or, des analyses faites par les plus habiles chimistes démontrent que les eaux qu'on y consomme ne contiennent pas trace de magnésie. D'autre part, des villes, comme Grenoble, usent journellement d'eaux magnésiennes sans qu'on y rencontre ni goitreux ni crétins.

Nous ne sommes pas au bout. D'autres affirment, avec Chatin, que le goitre endémique est dû principalement à l'absence d'iode, tant dans l'eau et les aliments que dans les roches constituant le sol sur lequel se développe l'affection.

Que conclure en présence de ces contradictions? Un

assez grand nombre de médecins : Cerise, Marchaut, Bramley et autres pensent que des causes multiples agissent dans l'étiologie du goitre. Sans doute ont-ils raison. Mais en quoi sommes-nous plus avancés?

Autre observation : Nous avons plusieurs fois accolé les deux mots : goitre et crétinisme. C'est que les deux affections, dans un très grand nombre de cas — le tiers, dit-on — se rencontrent à la fois chez le même individu. On a voulu en conclure un rapport de cause à effet. Il ne semble pas que les faits justifient cette opinion.

Quant à l'influence du goitre sur la santé, elle n'est pas contestable lorsque la tumeur prend un développement excessif. Cependant il compromet rarement la vie.

Cette affection ne s'étend pas seulement aux hommes. Diverses espèces animales, le chien, entre autres, y sont également sujettes. On a prétendu — Kychner — que les animaux atteints du goitre sont plus nombreux dans les pays où il existe à l'état endémique, dans l'espèce humaine. Varz et Goubeau contestent le fait. Celui-ci rapporte que dans l'Aisne — où il a fait ses observations — *il y a beaucoup de goitreux hommes, et peu de goitreux animaux.*

Cette observation a une extrême importance. Si, en effet, Goubeau a bien vu, il en résulte que *les causes qui produisent le goitre ne sont pas les mêmes chez les hommes et chez les animaux.* D'où cette autre conséquence que *les moyens ou les remèdes qui détruiraient le goitre chez les uns pourraient fort bien être sans effet sur les autres. Dès lors, se baser sur les expériences physiologiques faites sur les animaux pour conclure à des résultats identiques ou similaires sur l'homme, c'est ne pas tenir compte des faits, c'est se bercer d'hypothèses préconçues, c'est marcher dans l'inconnu. On verra tout à l'heure dans quel terrible inconnu.*

Des fonctions de la glande thyroïde. — Le corps thyroïde, qui couvre la partie inférieure du larynx, se compose de deux lobes aplatis d'avant en arrière, et réunis entre eux par un prolongement transversal : l'isthme.

Quelle fonction remplit-il dans l'organisme? Mystère. Les opinions les plus divergentes se sont donné libre carrière à cet égard. L'un affirmait, sur je ne sais quelles conjectures, ses rapports avec l'appareil respiratoire. L'autre, frappé de ce fait que, chez les femmes et les animaux gravides, le volume de la glande thyroïde était plus développé que chez les autres, pensait qu'il devait exister quelque relation entre cette glande et les organes sexuels. Un troisième soutenait son influence sur le cerveau, et basait son dire sur la coexistence si fréquente, chez les mêmes individus, du goitre et du crétinisme. « Point, répliquait un quatrième : la glande thyroïde régularise la circulation du sang. — Erreur! Elle produit une matière utile à la nutrition des centres nerveux », observait un cinquième. — Ecker la considérait comme un appareil de condensation du plasma du sang. Mais lui-même n'était pas trop sûr de ce qu'il avançait. — S'il en fallait croire Kocher, « la glande thyroïde participerait à la sanguinification ». Or, rien ne paraît moins prouvé. — Lamberd — c'est Kocher qui rapporte cette opinion — pensait que la glande thyroïde avait pour objet l'élimination de l'acide carbonique accumulé en excès dans le sang. — Panum lui attribuait une autre fonction : transformer les globules rouges du sang et favoriser leur assimilation. — D'après Burns, de deux choses l'une : ou la glande thyroïde détruirait les matières dont l'accumulation dans le sang pourrait agir d'une façon nuisible sur le système nerveux central, ou elle élaborerait les matières nécessaires à sa nutrition. De ces deux alternatives, l'une, la première, a pour elle Schiff, et l'autre, Horsley, qui croit que la glande thyroïde empêche l'accumulation de la mucine dans l'organisme. — Munk, enfin, est persuadé que la « thyroïde n'est d'aucune utilité pour la vie ». Comment se reconnaître dans cette Babel, et qu'espérer en présence d'un pareil état de choses?

De l'expérimentation physiologique. — Dès 1856, Schiff expérimentait sur les animaux, et... obtenait des résultats contradictoires : alors que tel sujet supportait, sans grands inconvénients, l'extirpation de la glande thyroïde, d'autres ne survivaient à l'opération qu'un temps assez restreint : de quatre à vingt-sept jours (Sur 60 animaux auxquels la glande thyroïde fut totalement extirpée, un seul resta en vie).

Ce n'était pas très encourageant. On ne renonça pas pour cela aux expériences : les chiens coûtent si peu! On changea simplement le procédé opératoire. En n'enlevant, pour commencer, que la moitié de la glande, les animaux ne mouraient pas. On pouvait même, ensuite, enlever aussi l'autre moitié, sans danger. Mais il fallait qu'il se fût écoulé, entre les deux opérations successives, une période de temps de 25 à 35 jours. Si l'intervalle était moindre — de vingt jours seulement ou moins encore — la mort ne tardait pas à enlever les sujets en expérience.

Ayant observé ces choses, Schiff s'est cru autorisé à admettre l'existence, en l'animal, d'un organe capable, par un surcroît d'activité, de suppléer celui extirpé, à condition de permettre à cet organe de s'accommoder graduellement à son nouveau rôle : résultat qu'on obtient en n'enlevant tout d'abord qu'une des moitiés de la glande thyroïde.

Schiff, il est vrai, s'est abstenu de désigner cet organe supposé. Quelqu'un, avant lui, avait-il eu l'idée de charger les glandes surrénales de cette fonction? Je l'ignore. Toujours est-il que notre savant déclare expressément qu'elles n'ont rien à voir en cette affaire.

Parmi les expériences de Schiff, citons celle-ci : il extirpe la glande thyroïde chez un chien, il ouvre ensuite la cavité abdominale d'un autre chien et y plante la glande thyroïde extirpée au premier. Vingt jours se passent. L'absorption de la glande transplantée est dans son plein.

Alors il extirpe chez le chien sur lequel s'est faite la transplantation, les deux corps thyroïdes à la fois. L'animal demeure en vie. Mais il était de toute nécessité que l'extirpation eût lieu vingt jours seulement après la transplantation de la glande dans la cavité abdominale : faite plus tard, l'animal succombait, comme il eût succombé tout à l'heure si la seconde moitié de la glande eût été enlevée moins de vingt jours après la première. Ah ! c'est une belle science que la vivisection !

Si Schiff est en désaccord avec lui-même, à plus forte raison l'est-il avec les autres expérimentateurs. Ainsi Colzi voyait ses chiens *périr « de trois à huit jours (dans les expériences de Schiff, ce temps variait de quatre à vingt-sept jours, et dans celles de Horsley de cinq à sept semaines) après l'extirpation de la glande thyroïde*, avec des phénomènes de dyspnée et des convulsions cloniques et tétaniques ». En n'en extirpant qu'une moitié, et une partie de l'autre moitié, il les conservait en vie. *Mais dès qu'il enlevait ce qui restait de la seconde moitié, tous mouraient. Ceux de Schiff, on se le rappelle, se comportaient différemment.*

Parmi les autres physiologistes dont les expériences ont porté sur les fonctions de la glande thyroïde, il importe de citer Albertoni et Tizzoni. Sur 24 chiens opérés, 20 périrent des suites de l'opération. Cela n'a rien qui étonne. Mais voici qui peut à bon droit passer pour un comble. Ces messieurs auraient constaté que l'extirpation de la glande thyroïde amène, après elle, une diminution de l'oxygène dans le sang artériel, *diminution qui serait telle que le sang artériel ne contiendrait pas plus, ou même contiendrait moins d'oxygène que le sang veineux !*

Remarquons, avant d'aller plus loin, que si les conclusions varient d'un physiologiste à l'autre, ou même, à l'occasion, d'un physiologiste à lui-même, dans les opérations faites sur une même espèce animale, elles diffèrent davantage encore lorsque l'on passe d'une espèce à l'autre, par exemple du chien au lapin ou au rat. *Les deux derniers supportent, sans aucunes conséquences fâcheuses, l'extirpation de la glande thyroïde, tandis que le premier, à de rares exceptions près, ne survit que peu de temps à l'expérience.*

Schiff ayant parlé d'un organe capable de remplacer, fonctionnellement, la glande thyroïde extirpée, certains auteurs ont pensé que cet organe pouvait être la rate. En tant qu'il s'agit de la sanguinification — la glande thyroïde étant considérée comme l'organe dans lequel se forment les globules rouges du sang — *il n'est pas impossible que la rate supplée la glande absente.* Mais, d'autre part, on veut que la glande thyroïde régularise la circulation du sang dans le cerveau : *nul autre organe ne peut la remplacer dans cette dernière fonction.*

Continuons l'examen des contradictions physiologiques. Selon Rogowitch on assiste, après l'extirpation de la glande thyroïde, à des phénomènes d'excitation et de dépression du système nerveux central. *Dans une série de cas prédominent les phénomènes de dépression; dans l'autre ceux d'excitation.*

Certains animaux sont continuellement agités et, de temps à autre, poussent des exclamations et des gémissements : preuve que les appareils sensitifs souffrent tout comme les appareils moteurs. Mais ici il nous faut écouter Thomas Drobnick, de Königsberg : Quelques jours après l'opération les douleurs sont atroces. On remarque, entre autres particularités, une névrose spéciale, des démangeaisons extrêmement vives : l'animal se frotte jusqu'au sang, contre les murs, la gueule, le bout du nez, les commissures des lèvres, la peau qui entoure les yeux et la mâchoire inférieure, c'est-à-dire toutes les places les plus sensibles de la tête. Cet état est si violent que d'autres souffrances, même très aiguës, passent inaperçues. Il semble même qu'une douleur assez vive pour interrompre un instant le sentiment de la démangeaison qui les exaspère, qui les enrage, leur fasse du bien, leur soit la bienvenue.

Ce qui peut encore donner une idée de l'acuité de souffrance provoquée par l'extirpation de la glande thyroïde, c'est qu'aussitôt qu'on saisit la glande avec les pinces, les animaux, immobiles, insensibles jusqu'alors, s'agitent, donnant les signes les plus évidents d'une affreuse douleur : souvent ils se réveillent, à ce moment, du sommeil narcotique le plus profond.

Après s'être exprimé ainsi, et comme pour fortifier encore l'horreur qu'on doit éprouver devant de si épouvantables tortures, Thomas Drobnick cite l'exemple *d'un animal qui, opéré, vécut ainsi neuf jours sans manger, sous l'impression constante des démangeaisons les plus atroces, avec des crampes et une grande difficulté dans la respiration.*

Il convient d'observer ici que *les chiens de Rogowitch* « *supportaient quelquefois leur maladie avec une indifférence vraiment stoïque* ». Les chats, au contraire, « *miaulaient toujours plaintivement* ».

Lorsque Schiff faisait « l'extirpation de la glande thyroïde en deux temps, séparés par un intervalle d'au moins trois semaines », *ses animaux survivaient. Ceux de Rogowitch avaient moins d'endurance. Opérés en une seule fois, ou en deux, les chiens, sous sa main, succombaient également.*

Autre contradiction. *Après l'opération, les chiens de Rogowitch perdaient l'appétit et ne mangeaient plus que très peu. Au contraire, ceux de Horsley devenaient plus voraces.*

Horsley avait observé aussi « *l'infiltration du tissu con-*

jonctif par la mucine ». *Rogowitch n'a rien vu de cette infiltration.*

Certains auteurs avaient cru que *les symptômes morbides pouvaient être différents selon l'âge du sujet. Tel n'est pas l'avis de Rogowitch.*

On avait cru aussi *à une diminution du nombre des globules du sang*, après l'extirpation de la glande thyroïde. *Autre erreur*, toujours d'après Rogowitch ; au moins cette diminution n'existe-t-elle pas dans les premières périodes de la maladie.

En somme, ce qui ressort de tout cela, c'est que la question reste entière. Les expériences n'ont conduit à aucun résultat définitif. Aujourd'hui comme hier on ignore si la glande thyroïde a une importance capitale pour la vie : du moins le fait n'est-il pas établi d'une manière irréfutable. En effet, certaines espèces animales, comme les lapins, les rats, les cobayes, résistent parfaitement à l'extirpation de la glante thyroïde. Et si, en général, les chiens, les chats, les singes y succombent, il est cependant des exceptions assez nombreuses à cette règle. C'est ainsi que certains auteurs ont pu extirper non seulement la glande thyroïde, mais aussi la rate sur un même animal sans danger pour sa vie. Donc, *l'expérimentation, malgré un grand appareil scientifique et des tortures sans nombre infligées à des milliers et des milliers d'animaux, n'a rien prouvé et, sans doute, ne prouvera pas plus dans l'avenir que dans le passé.*

De l'expérimentation sur l'homme. — Existe-t-il des moyens de guérir le goitre ? Au dire de certains médecins, l'expatriation des malades, surtout lorsqu'ils sont jeunes, réussit presque toujours. D'autre part, l'emploi, même à petites doses — 0 gr. 001 à 0 gr. 002 par jour — de l'iodure de potassium ferait, d'après Rilliet, disparaître le goitre dans un temps qui varierait de un mois à six semaines, En est-il réellement ainsi? Je l'ignore. Ce qui est certain, c'est qu'on ne s'est pas contenté de ces remèdes. On a eu recours aux opérations chirurgicales; *on a expérimenté sur l'homme. Et les résultats ont été déplorables.*

Parmi les malades opérés de la glande thyroïde, les uns succombaient, les autres guérissaient. *Guérissaient* n'est qu'à moitié vrai; du moins, le mot convient-il seulement à ceux des opérés — Kocher en cite 28 cas — chez lesquels l'extirpation de la glande thyroïde n'avait été que partielle. Et encore parmi ces 28 malades y eut-il une femme qui, longtemps après l'opération, éprouva tout à coup un dérangement psychique.

Mais où la chose devient singulièrement grave, c'est ici : il s'agit de 24 malades ayant subi l'extirpation complète de la glande thyroïde. *Sur dix-huit, avec lesquels Kocher s'est trouvé personnellement en rapport,* DEUX *seulement sont restés bien portants, avec cette circonstance toutefois que, chez tous deux, le goitre avait récidivé; quant aux* SEIZE *autres, ils présentaient tous des troubles plus ou moins profonds.*

Six avaient écrit à Kocher des notices sur leur état de santé : *deux étaient sous l'influence des mêmes troubles que les seize dont il vient d'être question; quatre restaient complètement sains.*

Ainsi sur vingt-quatre malades — je ne parle pas des morts! — *ayant subi l'extirpation de la glande thyroïde, dix-huit éprouvent des troubles physiques et intellectuels! Dix-huit, c'est-à-dire les trois quarts!*

Ces troubles, qui se développaient progressivement, prenaient *un caractère d'autant plus prononcé, que l'opération était faite sur des sujets jeunes,* dans le temps de la croissance. — *Rogowitch,* on s'en souvient, *contestait toute influence de l'âge à cet égard.*

Quelques mois — 4 ou 5 — après l'extirpation de la

glande, les malades commençaient à éprouver de la lassi-
tude, et surtout de la faiblesse dans les quatre membres.
A ces symptômes s'ajoutaient, dans un assez grand nombre
de cas, des douleurs et des tiraillements dans divers
groupes musculaires, avec une sensation de froid aux extrémités. Le travail de tête devenait plus pénible, l'intelli-
geuce diminuait, la parole se faisait lente et incertaine.
En même temps, le visage, les bras et les jambes se gon-
flaient, tantôt — pour les membres — passagèrement,
tantôt — pour le visage — d'une manière permanente.
Outre que le corps entier augmentait de volume, il devenait d'une gaucherie qui n'existait pas auparavant.

La peau, sèche et pâle, ne laissait plus faire de plis. Les
cheveux tombaient. Les tuniques muqueuses s'anémiaient.
L'anémie est, du reste, un des caractères les plus constants et les plus nets de cette sorte de dégénérescence
organique. *On voit si j'avais raison de parler de l'expérimentation sur l'homme!*

On extirpait, on extirpait, sans trop se préoccuper des
conséquences ultérieures qui pouvaient en résulter pour
les malades. Il suffisait que l'opération réussît : on n'en
demandait pas davantage. Si le hasard ne s'en était mêlé,
on ignorerait peut-être à l'heure actuelle les dangers de
l'ablation de la glande thyroïde. C'est une jeune fille, opérée
par Kocher, qui lui apprit, quelques années après l'opération, qu'elle tombait dans le crétinisme. L'attention une
fois éveillée, on s'informa de toutes parts, et l'on apprit
ce qui précède : *tristes effets d'une science basée sur des
expériences de laboratoire !*

Kocher parle d'une diminution du nombre des globules
du sang et de l'atrophie des parois de la trachée. Cette
atrophie, succédant à l'extirpation complète de la glande
thyroïde, aurait pour cause l'oblitération de toutes les
artères nourrissant la trachée : de là, moindre quantité
d'oxygène inspiré, accumulation d'acide carbonique dans
le sang. Quant aux troubles cérébraux, il les explique par

l'influence, pour lui indéniable, de la glande thyroïde sur la circulation du sang dans le cerveau : glande disparue, circulation viciée. D'où symptômes maladifs. — C'est très bien. Malheureusement, *ses explications n'ont pas entraîné la conviction de tous.*

Ainsi, Burns n'a vu ni « l'atrophie de la trachée, ni une diminution appréciable du nombre des globules rouges du sang ». Il observe, en outre, que les phénomènes nerveux, s'ils dépendaient des troubles de la circulation du sang dans le cerveau, devraient s'affaiblir avec le temps. Or, ils augmentent !

Comme, d'autre part, il existe des cas — nombreux, dit-on — dans lesquels, la glande thyroïde extirpée, les patients ont conservé une santé parfaite, certains savants ont pensé que les accidents, qui surviennent si souvent, sont dus, non pas à l'ablation de la glande elle-même, mais à « des lésions accidentelles produites par la section de quelque filet nerveux, par exemple du grand sympathique ». Mais ici interviennent *les expériences de Schiff, qui contredisent radicalement cette manière de voir.*

En voilà, je pense, assez pour prouver que ce n'est pas encore en ce domaine que se justifient les horreurs de la vivisection par sa prétendue utilité scientifique et humanitaire. Contradictions, incertitude, c'est tout ce qu'elle a produit, à moins qu'on ne doive mettre encore à son compte les opérations de la glande thyroïde, qui ont si mal réussi à un très grand nombre de patients : cas auquel elle ne serait plus seulement inutile, mais bien réellement et positivement dangereuse (1).

(1) Voir *Archives de Physiologie*, 15 novembre 1888, p. 419-466. Tous les renseignements, à peu de chose près, qui précèdent, sont tirés du travail de M. Rogowitch : *Sur les effets de l'ablation du corps thyroïde chez les animaux.*

DE LA FONCTION GLYCOGÉNIQUE DU FOIE

Cl. Bernard, la physiologie faite homme, avait remarqué, ou cru remarquer, l'absence complète de sucre dans le sang de la veine porte des animaux nourris de viande. Cette constatation, jointe à un certain nombres d'autres, l'avait amené à attribuer au foie la propriété de sécréter du sucre.

Comment s'y était-il pris pour prouver que le sang de la veine-porte ne contient point de sucre, et comment, de cette observation, avait-il conclu à la fonction glycogénique du foie ? — Le voici :

Étant donné un animal en état de digestion d'un repas de viande, il lui ouvrait l'abdomen pour dégager la veine-porte qui, on le sait, amène au foie le sang des veines de la plupart des viscères abdominaux. La veine ainsi mise à nu, il y pratiquait une saignée. Le sang recueilli était soumis à l'analyse chimique, qui n'y décelait pas la moindre trace de sucre.

Le foie, cependant, contient toujours des matières sucrées en plus ou moins grande abondance. Or, comme il ressort de l'expérience ci-dessus que ces matières ne lui sont pas fournies du dehors, n'était-il pas naturel et logique d'admettre, ainsi que le fit Cl. Bernard, qu'*à cet organe est dévolue la propriété de fabriquer du sucre pour les besoins de l'économie ?*

Mais un autre savant, M. L. Figuier, ayant voulu vérifier l'expérience de Cl. Bernard, *convainquit celui-ci d'erreur* en démontrant, par une analyse plus minutieuse et plus exacte, l'existence du sucre dans le sang de la veine-porte des animaux nourris exclusivement de viande.

Dans ces conditions, la fonction glycogénique du foie était ruinée par sa base. Qu'allait faire Cl. Bernard? Tout d'abord, et contre toute évidence, *il nia énergiquement l'existence du sucre dans le sang de la veine-porte chez les animaux carnivores.* C'est qu'on a beau être savant, on n'en est pas moins homme. Et si, très souvent, l'on parle, sur le ton lyrique, de son dévouement à la science, de son amour pour la science, il est dur néanmoins d'avouer qu'on s'est trompé, et il en coûte de revenir sur les erreurs dont, en toute bonne conscience, on s'est une fois constitué le défenseur.

Qui allait décider entre les deux champions, l'un partisan, l'autre adversaire de la fonction glycogénique du foie? Le procès fut soumis à l'Académie des Sciences, qui chargea une Commission, choisie dans son sein, d'étudier et d'élucider le problème. Les expériences faites à ce sujet ne permirent plus le doute. Il fallut s'incliner devant les faits : L. Figuier s'était montré observateur plus sagace et plus fin que Cl. Bernard.

On se tromperait fort toutefois si l'on s'imaginait que celui-ci se rendit sans avoir vaillamment combattu. Vers la fin de 1855, tandis que se débattait la question de la glycogénie, il essaya, par un coup de théâtre, hardi autant qu'imprévu, de réduire au silence son heureux contradicteur. Ayant pris le foie d'un animal, il l'avait haché en menus morceaux, et l'avait lavé jusqu'à ce que les dernières traces de sucre en eussent disparu. Il avait abandonné ensuite au contact de l'air et de l'eau ce foie haché et expurgé de sucre, et, chose curieuse, au bout d'un certain laps de temps, l'examen avait permis de constater à nouveau la présence du sucre dans ce hachis où, peu auparavant, il n'en existait pas l'ombre.

Louis Figuier triomphait! Sa théorie était doublement vraie : *ce n'est plus seulement durant la vie de l'animal que le foie avait la propriété de sécréter du sucre : il en produisait encore « post mortem »!*

Cette conclusion étrange causa quelque étonnement, disons mieux, de la stupéfaction. Car une fonction physiologique — et la glycogénie n'était pas autre chose dans la pensée de Cl. Bernard — une fonction physiologique est une fonction propre aux êtres vivants. Quant à des « sécrétions posthumes », elles ne sauraient être, comme la remarque en fut faite, qu'« un phénomène cadavérique, un effet de décomposition putride ».

C'est bien de cette manière qu'on expliqua la présence du sucre dans le foie, haché et lavé, comme il a été dit tout à l'heure. Outre le sucre et la bile qu'un lavage un peu prolongé fait disparaître, le foie contient une sorte de fécule, la dextrine ou le prétendu glycogène, qui, moins soluble, y demeure intact après ce lavage et ne se transforme en sucre, par la fermentation, qu'au bout de quelques jours.

Battu, ne pouvant décidément plus soutenir la thèse de la non-existence du sucre dans le sang de la veine-porte, Cl. Bernard fait tout à coup volte-face. Ce n'est plus seulement dans le sang de cette veine, c'est dans le sang des veines de toutes les parties du corps qu'il trouve du sucre.

Est-ce à dire qu'il abandonne son idée première de la fonction glycogénique du foie? Nullement; il explique, tout au contraire, que ce sucre, qui se trouve partout dans le sang, n'a pas d'autre origine ni d'autre cause que le soi-disant glycogène, substance qui, sécrétée par le foie, s'y accumulerait et y serait progressivement transformée en sucre, que le sang charrierait à mesure à travers tous les organes.

Mais d'autres chercheurs entrent en lice. La bataille recommence, ou plutôt continue. L. Figuier avait ruiné la thèse de l'absence du sucre dans le sang de la veine-porte. André Sanson, qui vint après lui, démontra, en 1858, que *le glycogène était tout simplement une sorte de dextrine qui*

- 115 -

provenait non du foie lui-même, comme le voulait Cl. Bernard, mais des matières amylacées qui, à demi digérées dans l'intestin, s'introduisent dans le foie avec le sang de la veine-porte pendant la digestion.

Une preuve, entre autres, que le sucre qui existe dans l'économie provient de l'alimentation — et non de quelque autre cause plus ou moins hypothétique — se tire du fait suivant : chez un diabétique, soumis au seul régime animal, c'est-à-dire ne se nourrissant que de viande, la quantité de sucre évacuée par les urines diminue très rapidement, à ce point qu'en très peu de jours — trois ou quatre — elle se trouve réduite à trois ou quatre grammes par vingt-quatre heures, au lieu qu'auparavant elle était de soixante-dix à quatre-vingts grammes dans le même espace de temps.

Or, qu'a-t-on supprimé dans ce cas ? Est-ce le foie ? — Évidemment non. — Quoi donc ? — Les matières féculentes qui sont la cause de la présence du sucre dans le foie. — En douterait-on ? Qu'on permette au malade de manger du pain, des pâtes, des fruits, et presque aussitôt l'évacuation du sucre atteindra de nouveau les proportions ci-dessus indiquées (1).

N'oublions pas de rappeler, d'ailleurs, cette autre observation de L. Figuier : on ne trouve dans le foie qu'un seul genre de cellule. Cela suppose qu'il n'est anatomiquement organisé que pour une seule sécrétion. Or, comme il est indubitablement le théâtre de la sécrétion de la bile, il en résulte qu'il ne saurait être en même temps celui de la sécrétion du glycogène.

Cependant, qu'on ne croie pas la question résolue. Les expériences et les contradictions dont il vient d'être très brièvement question n'ont servi en quelque sorte qu'à amorcer la discussion, qu'à préparer le terrain où devaient

(1) L. Figuier. *Connais-toi toi-même*, p. 135 et suiv.

se livrer les combats futurs. Il y a plus de trente ans que les premières escarmouches ont eu lieu, *et la lutte continue ardente, acharnée entre les glycogénistes et ceux qui ne le sont pas*. Des deux côtés, du côté de l'affirmation comme du côté de la négation, les preuves abondent, s'accumulent...

Prendre parti serait imprudent, d'autant plus que dans les deux camps se trouvent des savants de grande valeur, qui ont fait les mêmes expériences sur les mêmes animaux, dans les mêmes conditions; qui ont répété ces expériences des centaines et des milliers de fois..., *le tout*, je le répète, *pour arriver, en fin de compte, à des résultats diamétralement opposés*.

Essayons de faire toucher du doigt quelques-unes des opinions si divergentes auxquelles sont arrivés les différents expérimentateurs dans le cours de leurs recherches sur le foie.

Il est bien entendu qu'il existe du sucre dans le foie, comme il en existe dans le sang des veines de toutes les parties du corps. Mais dans quelles proportions?

Seegen en avait trouvé, dans le sang de la veine-porte, une moyenne de 0,119 0/0; dans celui des veines sus-hépatiques, 0,230.

Abeles, par l'emploi des mêmes procédés, trouva des chiffres quelque peu inférieurs : 0,120, et 0,095, dans la veine-porte des deux chiens utilisés; et dans les veines sus-hépatiques, 0,200 et 0,210. Ces résultats, toutefois, assez rapprochés en somme, sont loin d'être constants : dans les veines sus-hépatiques, le sucre s'élève parfois à 0,345 et 0,375, et dans la carotide à 0,200 et 0,250.

L'auteur lui-même, du reste, n'avait pas ses expériences en très haute estime. Comme il avait l'habitude de lier la veine-cave inférieure, il soupçonna cette ligature d'augmenter la quantité de sucre dans le sang analysé. Pour remédier à ce défaut possible, il eut recours à une autre méthode : le cathétérisme d'une veine sus-hépatique dans laquelle il introduisait la sonde par le cœur droit et la veine-cave. L'analyse du sang recueilli de cette façon lui donna la preuve de ce fait : *que la somme de sucre contenu dans la veine sus-hépatique ne dépasse pas de beaucoup celui de la veine jugulaire ou de la carotide.*

Ce nouveau procédé le mit sur la voie d'une autre découverte qui est : *que le sucre augmente peu à peu dans la veine sus-hépatique à mesure que l'expérience se prolonge.* Ainsi, tandis que dans le sang de la jugulaire d'un chien on trouve 0,124 0/0 de sucre, la proportion, dans les veines sus-hépatiques, qui est d'abord de 0,146, monte ensuite à 0,177. Dans un autre cas, elle s'élève même, dans ces veines, de 0,116 à 0,150, et, de ce dernier chiffre, à 0,186.

Ce n'est pas tout. En employant le procédé de Seegen, celui de la piqûre d'une veine sus-hépatique, après laparotomie et l'attraction du foie, *il a obtenu des résultats qui bien que comparables à ceux du cathétérisme, en diffèrent cependant quelque peu.* Par exemple, le sucre de l'artère crurale d'un chien étant de 0,104 0/0, celui de la veine sus-hépatique de 0,112 à l'origine, va de ce chiffre à 0,123 et à 0,146 0/0.

La conclusion d'Abeles est que « le sang des veines sus-hépatiques ne contient pas beaucoup plus de sucre que celui des autres vaisseaux, à condition que l'expérience soit faite rapidement et qu'on évite de provoquer des désordres graves du foie ».

« Quand on détermine une lésion hépatique sérieuse, la quantité de sucre augmente dans les veines sus-hépatiques Il est probable que certaines excitations physiologiques ont un résultat comparable à celui-là. Mais à l'état normal, le sang n'emprunte au foie que la quantité de sucre que peut utiliser l'organisme. »

S'il faut en croire Abeles, *l'activité glycogénique du foie, à l'état normal, n'est pas aussi grande que le supposait Seegen* (1).

Schiff avait cru que la substance glycogène se trouve dans les cellules hépatiques *à l'état de granulations* (amidon animal). — Rouget, d'abord, puis C. Bock et A.-F. Hoffmann ont démontré, à l'encontre de Schiff, qu'elle s'y trouve *à l'état amorphe.*

D'autres recherches de Schiff, en très grande partie confirmées par M. Roger, *tendaient à prouver que le foie détruisait les alcaloïdes.* — Les expérimentateurs Chouppe et Pinet *sont arrivés à des résultats diamétralement opposés.* A leur sens le foie ne se comporte pas autrement que les autres réseaux capillaires. Ils ajoutent dédaigneusement : « *Les expériences de nos devanciers semblaient annoncer un résultat tout autre* » (2).

A la question de savoir si le foie est vraiment un organe sécréteur de sucre — question non résolue — se rattache celle des substances qui donnent naissance au sucre. Suivant Seegen, *ces substances seraient les albuminoïdes et les graisses.* Son opinion s'appuie sur « des expériences directes, dans lesquelles le foie était mis en présence des peptones ; des expériences indirectes, où l'animal était soumis à un régime approprié ; des observations d'inanition, où le glycogène aurait disparu avant le sucre ».

Mais si ces raisons étaient bonnes, comme, à première vue, on pourrait le croire, si elles justifiaient la supposition de l'auteur, dans ce cas la théorie glycogénique du foie aurait décidément vécu. On serait obligé d'en revenir « à une hypothèse analogue à celles qui régnaient avant la découverte de Cl. Bernard, à celle de Lehmann (1848), qui faisait dériver le sucre de la fibrine ; à celle de Frerichs, que le faisait venir des albuminoïdes ».

(1) *Revue des Sciences médicales*, 6 octobre 1888, p. 430-431.
(2) *Bulletin de la Société de Biologie*, 1887, p. 704-709.

Ce serait au moins une solution. Malheureusement, en physiologie expérimentale plus qu'ailleurs, souvent apparences sont trompeuses et opinions variables. M. Dastre donc ne pense pas comme Seegen qui, à son avis, « *n'a pas réussi à établir sa théorie, et a l'imposer* ».

Il nous apprend aussi, chose, on l'avouera, étonnante après tant de recherches, que « *la nature exacte du sucre du foie n'est pas exactement fixée, contrairement à l'opinion de Seegen* ».

Celui-ci, ainsi que Kratschmer, *en faisait un composé d'un mélange de glucose et de dextrine.* Bourquelot, par un examen attentif de leurs théories, en est arrivé à penser que « *leurs arguments plaident tout aussi bien pour le mélange maltose et dextrine* ».

Encore une fois rien n'était fait. Après un demi-siècle d'expériences sans nombre, il fallait tout recommencer. Voilà MM. A. Dastre et Bourquelot à l'œuvre. Ils vont essayer de déterminer, ce que les autres n'avaient pu faire, « la nature exacte » du sucre du sang. Leurs expériences se multiplient... Et à quoi aboutissent-ils ? A établir une théorie quelconque, vraie ou fausse ? Pas même. Ils reconnaissent « que, *dans le cas où le sucre serait du maltose, les manipulations nécessitées par son extraction auraient suffi à le changer en glycose* ». Donc, nouvelle désillusion. Encore des victimes inutilement sacrifiées.

Autre question concernant les proportions relatives du sucre et du glycogène : Boehm et Hoffmann disaient « que *le sucre et le glycogène varient en proportions inverses, et que le sucre total, c'est-à-dire la somme du sucre actuel et de celui que peuvent former les hydrates de carbone, glycogène, dextrine, restait constant* ».

Soit ! Ce fait, nous l'admettons comme vous, ripostent d'autres, *mais seulement en tant qu'il s'agit du foie du lapin, et nullement en ce qui a rapport à celui du chien.* — Et, soit dit en passant, nous avons ici, dans cette différence entre le foie du chien et celui du lapin, une nouvelle preuve de ce fait qu'*on ne saurait, sans une extrême imprudence, rien conclure, en physiologie, de l'animal à l'homme.*

Ce sont critiques sur critiques, attaques et contre-attaques. Voici *M. Girard qui, lui aussi, fait le procès aux expérimentateurs Seegen et Kratschmer.* C'est bien. Mais on connaît le proverbe : La critique est aisée..... Et M. Dastre, se retournant contre M. H. Girard, *lui reproche qu' « il y a dans sa critique plusieurs assertions incorrectes ».*

Continuons : *Est-il possible d'isoler le ferment du foie ? Non,* au dire de Seegen et de Kratschmer. « Toutes les méthodes proposées jusqu'ici extraient, en première ligne, le glycogène auquel se trouve mêlé un ferment diastasique. » — *Oui,* avait dit Cl. Bernard, *le ferment hépatique qui existe dans les cellules hépatiques peut être extrait, même sur un foie exsangue.* Et tandis que le grand physiologiste français *extrayait ce ferment,* Seegen et Kratschmer *n'ont pas même pu réussir à en constater la présence dans le foie* ni des animaux vivants ni des animaux morts.

Il est « impossible d'obtenir un foie complètement débarrassé de sucre », disent MM. Seegen et Kratschmer. — *« Il est possible,* réplique M. Dastre, *d'obtenir un foie frais complètement débarrassé de sucre. »*

« Des solutions de glycogène, bouillies avec de la salive et du suc pancréatique, ne sont pas saccharifiées après plusieurs semaines, tandis que des solutions hépatiques, dans les mêmes conditions, le seraient. » *Tel est le langage de MM. Seegen et Kratschmer.*

Autre est celui de M. Dastre, qui a eu « l'occasion de mettre du glycogène et de l'amidon en présence de décoctions de foie, poumons, pancréas, salive, etc. Après un temps suffisant, il y a toujours eu réduction partielle ».

Mais voici le triomphe de la méthode Pasteur ! « Les fer-

mentations glycosiques que l'on a obtenues avec la macération ou la décoction du foie sont le résultat de l'activité
des microbes : elles disparaissent lorsque l'on a recours à
des procédés de stérilisation. En d'autres termes, la transformation du glycogène en sucre, obtenue avec les liquides de macération, hors de la présence des cellules hépatiques, n'est pas due à un ferment soluble, mais à l'intervention des micro-organismes. »

*Nous avions la théorie Cl. Bernard, nous avions celle de
Seegen et Kratschmer. Avec celle de M. A. Dastre, nous
sommes plus riches d'une. En sommes-nous beaucoup plus
avancés ?*

En tout cas, nous savons ce qui, d'après M. A. Dastre,
se passe hors du foie : *il attribue « la formation du sucre
à l'intervention des micro-organismes, et non pas, comme
la plupart des physiologistes, à un ferment glycosique véritable qui serait sécrété par les cellules du foie »*.

Et dans le foie lui-même, quel est le processus de la
transformation du glycogène en sucre ? quelle en est la
cause ? *Un certain nombre de physiologistes, Tiegel principalement, supposaient l'existence d'un ferment glycosique
dans le sang qui traverse le foie : opinion que M. A. Dastre
déclare insoutenable.*

Basé sur ses expériences, il conclut « que la transformation du glycogène en sucre n'est pas le résultat de l'intervention d'une diastase, séparable, isolable. *Elle est le
fait de l'activité vitale des cellules hépatiques :* c'est une
conséquence de leur nutrition, le fait de leur fonctionnement. En d'autres termes, la cellule hépatique se comporte
dans le foie comme se comportent, dans les décoctions, les
micro-organismes dont nous avons parlé précédemment :
elle transforme en glucose diffusible et assimilable la
réserve peu diffusible de glycogène qu'elle porte en elle-
même : elle fait cette opération pour elle-même ; elle con-

somme une fraction de ce sucre ; mais le courant sanguin lui en enlève la plus grande partie (1) ».

On voit par tout ce qui précède que M. A. Dastre, dans le cours de son travail, *s'est consciencieusement employé à contredire la plupart des auteurs ses prédécesseurs.* Sans doute avait-il raison : ses expériences lui avaient montré les erreurs dont fourmillent les recherches des autres physiologistes. Mais voyez jusqu'à quel point la physiologie expérimentale est incertaine ! Non seulement il est arrivé à des résultats autres que ses collègues : *il a rencontré, « une fois ou deux, des faits contradictoires à ceux qu'il a exposés, sans pouvoir saisir la cause de cette divergence ». En un mot, après avoir annulé les travaux des autres, il faut encore qu'il réduise à un minimum la valeur des siens propres.*

Mentionnons encore, avant d'en finir avec M. A. Dastre, que « la cellule hépatique contient un ferment inversif actif qu'elle laisse échapper ; mais qu'on ne pouvait déceler un ferment glycosique libre ». — Le ferment glycosique existe.

Rappellerons-nous d'autres contradictions ? Certains auteurs ont pensé que *le glycogène disparaît du foie chez les diabétiques.* — Ce qui n'a pas empêché Frerichs et E. Kulz *de constater la présence du glycogène dans le foie, dans des cas de diabète à forme grave.*

Beaucoup de physiologistes *sont d'avis* que les aliments azotés augmentent la proportion du glycogène du foie. Tchérinoff et Weiss *nient* cette action des albuminoïdes.

Colin et Salomon ont soutenu que *la graisse exerçait une influence considérable sur la quantité de glycogène du foie.* — M. Beaunis et d'autres *n'admettent point cette influence.* Ils croiraient plutôt que l'action de la graisse diminue la quantité du glycogène.

(1) Voir *Archives de Physiologie*, 1888, t. I, p. 72 et suiv. *Recherches sur les ferments hépatiques*, de A. Dastre.

Le glycogène existe, paraît-il, chez l'embryon, dès les premiers temps de la vie embryonnaire : Cl. Bernard en avait constaté la présence dans la cicatricule. — E. Kulz *a obtenu un résultat tout autre :* opérant sur 5 000 œufs, il n'en a pas trouvé trace.

Cl. Bernard, Paschutin, V. Wittich *ont trouvé le foie très pauvre en glycogène* chez le fœtus, surtout dans les premiers temps de la vie embryonnaire. — Hoppe-Seiler, au contraire, *a trouvé le foie riche en glycogène* dès les premiers temps du développement.

D'après Cl. Bernard, *le glycogène du foie se transformerait en glycose,* lequel glycose passerait dans le sang des veines sus-hépatiques, et, par elles, dans la circulation générale. — Seegen *repousse la transformation directe du glycogène en glycose.* A l'en croire, le glycogène *se transformerait en graisse dans le foie.*

Notons, pour la curiosité du fait, que Salomon et Collin *croyaient que l'ingestion de la graisse augmentait la quantité de glycogène dans le foie, et mettons cette opinion en face de celle de Seegen, qui veut que le glycogène se transforme en graisse, également dans le foie.*

Les expériences de Cl. Bernard l'avaient amené à croire *à l'existence du sucre dans le foie pendant la vie,* même quand l'animal était nourri de substances dépourvues de matières amylacées ou sucrées qui auraient pu fournir du glucose au foie. — Pavy, Schiff et autres observateurs *ont combattu cette conclusion.* La formation du sucre, suivant eux, ne serait qu'un phénomène cadavérique, et ne se produirait pas pendant la vie, si ce n'est dans des conditions anormales.

Cl. Bernard admettait que le *sucre qui se forme dans le foie pendant la vie et après la mort provenait de la substance glycogène.* — D'après Seegen et Kratschmer, *la substance glycogène ne contribue en rien à la production du sucre.*

Chittenden et Lambert, qui ont repris cette question,

sont arrivés à des résultats différents de ceux de Seegen et de Kratschmer. Ils ont *toujours* vu le glycogène diminuer, à mesure que le sucre augmentait dans le foie. — Seegen et Kratschmer n'ont constaté cette diminution *que chez le lapin.*

Beaunis et autres concluent que « *des analyses répétées, faites dans des conditions précises, permettront seules de trancher la question* ».

La plupart des auteurs admettent avec Cl. Bernard que dans les conditions ordinaires de l'alimentation, *il existe dans la veine hépatique une proportion de sucre plus forte. — Cette opinion a cependant été contredite par quelques physiologistes.*

On n'est pas d'accord sur la provenance du sucre que le foie sécrète incessamment chez l'animal vivant. La théorie de Cl. Bernard ne peut être acceptée sans réserve. « Et, en tout cas, *il est nécessaire que des expériences nombreuses et précises faites de divers côtés viennent déterminer le rôle du glycogène dans la production du sucre.* »

Seegen a vu baisser la quantité de sucre dans le sang de la carotide en pratiquant *l'isolement du foie*, par la ligature de l'aorte et de la veine-cave inférieure dans le thorax. « *Mais ces expériences apportent un tel trouble dans l'état de l'animal qu'il est difficile d'en conclure quelque chose au point de vue qui nous occupe* (la formation du sucre dans les tissus autres que le foie (1). »

Du diabète. — Quel chaos d'opinions divergentes ou opposées nous venons de passer en revue ! Mais ce n'est pas tout. Comparons maintenant les faits cliniques avec ceux fournis par l'expérimentation, puisque aussi bien c'est dans l'intérêt prétendu de l'humanité qu'on torture les animaux, sans fin comme sans pitié. Nous suivrons, pour cette étude, un travail très intéressant de MM. C. Arthaud et

(1) Beaunis. *Physiologie humaine*, t. I, p. 115-119.

L. Butte : « Recherches sur la pathogénie du diabète (1). »
Nous ajouterons quelques renseignements puisés ailleurs.

Et d'abord cette observation, qui a presque l'air d'une
amère ironie : « *Malgré les nombreux travaux qui ont suivi
la* FÉCONDE DÉCOUVERTE *de Bernard sur la glycogénie animale,
la pathogénie du diabète est encore à l'heure actuelle l'une
des questions les plus obscures de la médecine.* »

Féconde découverte ! Féconde, oui, elle l'a été, non pas,
il est vrai, en résultats scientifiques ou en bienfaits pour
l'humanité, mais en maux sans nombre pour les animaux,
en contradictions, en systèmes péniblement échafaudés
sur des expériences trompeuses, et écroulés les uns sur
les autres pareils à des châteaux de cartes que renverse
un souffle d'enfant. On n'ignore pas, sans doute, les divers
moyens à employer pour « réaliser chez un animal l'accumulation du sucre dans le sang et son apparition dans les
urines ». Oui, on a appris de quelle manière un animal
peut être rendu malade, comme on le sait aussi pour
l'homme. Mais la médecine, mais la physiologie n'ont
pas — il est du moins permis de le supposer — pour but
de nous fournir des méthodes de mort pour les êtres vivants,
hommes ou animaux. C'est cependant le seul résultat
atteint. Et si l' « *on cherche à transporter dans le domaine
de la clinique les données fournies par l'expérimentation,
on se heurte à des difficultés presque insurmontables* ».

C'est que *autres sont les phénomènes artificiellement provoqués, autres les faits que fournit la clinique. Etablir une
assimilation étroite entre le diabète clinique et les glycosu-
ries, telles qu'on les a produites jusqu'ici, ce serait s'exposer
aux plus graves erreurs, aux mécomptes les plus terribles.*
D'un côté — diabète clinique — on se trouve en présence
d'un processus pathologique singulièrement complexe ; de
l'autre — diabète expérimental — on n'a affaire qu'à un
fait très simple. Entre les deux la différence est énorme.

(1) *Archives de Physiologie,* 1888, t. I, p. 314 et suiv.

Si l'on demande ce qu'est le diabète, la plupart des auteurs modernes répondent : « un trouble général de la nutrition *à mécanisme encore indéterminé*, dans lequel le trouble de la fonction glycogénique ne serait qu'une manifestation, éloignée peut-être, d'une lésion primitive *dont le siège reste seul à déterminer* ».

Le diabète n'est pas toujours un fait simple. L'albuminurie y coexiste quelquefois avec la glycosurie. Observation digne de remarque : les lésions rénales y sont plus régulières et plus constantes que les lésions hépatiques. Les altérations du pancréas ne sont pas rares non plus chez les diabétiques. Au pancréas, aux reins, au foie il convient d'ajouter le cœur : tous ces organes sont en même temps « et au même titre atteints de modifications morphologiques d'un type spécial ».

« Par des lésions siégeant dans la zone d'innervation sensitive ou motrice du nerf vague », on a pu expérimentalement, reproduire la plupart des symptômes du diabète, successivement et pris isolément. C'est ainsi que la polyphagie a été observée par Cl. Bernard et Sédillot chez les animaux vagotomisés, — et chez l'homme par Guttmann, Bigardi, Bomberg, à la suite de lésions du nerf de la dixième paire.

Mialhe croyait — *à tort* — que le sang des diabétiques était acide. En conséquence, il traitait ses malades par la médication alcaline. *Les résultats obtenus auraient été plutôt favorables, malgré un point de départ faux.* A quoi nous observerons que ceux qui en ont éprouvé les heureux effets ont lieu, sans doute, de s'en féliciter. Mais en quelles mains se trouve confié le soin de la santé publique ! Tout au hasard. *On expérimente, on se trompe. Et l'on part d'une erreur d'analyse ou d'observation, pour nous prescrire des remèdes qui, le plus souvent, sont des poisons.*

Pavy puis Schiff *ont nié l'existence du sucre à l'état phy-*

siologique. Partis tous deux d'un point de vue erroné, ils se sont ensuite servis « *d'hypothèses inutiles pour expliquer la présence, en excès, du glycose dans l'organisme* ».

Arthaud et Butte considèrent le foie comme le foyer principal de la production de l'élément glycogène; le foyer principal, mais non unique : la rate produit du sucre comme le foie.

Cl. Bernard soutenait la théorie de l'hypersécrétion. Voit et Pettenkofer appuyaient celle du ralentissement de la nutrition. Ceux-ci, comme celui-là, s'en référaient à leurs expériences. Bouchard se rangea du côté des derniers (**28**).

Voici comment Voit et Pettenkofer justifiaient leur théorie : — Les diabétiques absorbent une quantité d'oxygène très insuffisante. Tandis que, par exemple, l'homme normal absorbe 832 grammes d'oxygène par 24 heures, les diabétiques — au moins un certain nombre d'entre eux — n'en absorberaient que 680 grammes. Gaelhgens, en les soumettant à la diète, a même vu tomber ce chiffre à 350 grammes. La nutrition semble donc bien réellement subir un ralentissement considérable chez les diabétiques.

Poursuivant leur théorie, Voit et Pettenkofer supposent que cette moindre absorption d'oxygène empêche la combustion de la glycose dans l'organisme. La quantité de glycose comburée serait même d'autant plus réduite qu'une partie de l'oxygène ingéré serait employée à brûler « des matériaux quaternaires sous forme d'urée ». Ce qui expliquerait la coexistence de l'azoturie et de la glycosurie chez les diabétiques.

Cette théorie, toutefois, n'explique pas tout. Ainsi, la déperdition en glycose dépasse parfois le chiffre physiologique de la dépense journalière de cette substance. *Les expériences, au reste, ne sont pas toutes concordantes à ce sujet. MM. Arthaud et Butte disent même : « l'expérimentation est d'ailleurs contraire à cette manière de voir ».*

En effet, si l'on s'en rapporte à M. Quinquaud, les diabétiques non obèses, en tenant compte de leur poids et du temps pendant lequel ils respirent, absorberaient, par heure et par kilogramme de poids, les mêmes quantités d'acide carbonique et d'oxygène que l'homme sain. — Il n'y aurait une légère différence que chez les diabétiques obèses.

La théorie de l'hypersécrétion glycogénique semblerait donc plus vraisemblable. Malheureusement, « à l'heure actuelle, elle semble impuissante à expliquer autre chose que le symptôme le plus important du diabète, c'est-à-dire la glycosurie ».

Où chercher la régulation de la fonction glycogénique et, par suite, le point de départ possible de la glycosurie ? Cl. Bernard et Laffont le croyaient situé sur un arc réflexe comprenant les branches thoraciques du pneumogastrique, sa portion cervicale, son centre bulbaire, et se terminant par des filets qui traversent la moelle jusqu'au renflement branchial d'où ces filets émergeaient au niveau des racines dorsales pour aller jusqu'au foie par le trajet des splanchniques.

C'était beaucoup trop localiser. Car « les piqûres du pont de Varole, des pédoncules, des faisceaux moteurs de la moelle en diverses régions, tout aussi bien que les irritations du sciatique et des nerfs sensibles, ainsi que Schiff l'a démontré, peuvent, · à l'état pathologique, exagérer, momentanément le plus souvent, d'une manière durable quelquefois, la sécrétion du sucre, et produire ainsi la glycosurie ».

Il a été dit tout à l'heure que, suivant certaines observations, l'idée de l'hypersécrétion paraîtrait assez vraisemblable. Mais alors d'autres difficultés se présentent : « *on se trouve plus embarrassé quand on cherche à mettre ces données physiologiques en accord avec les faits cliniques* ».

Fait-on, par exemple, l'autopsie des diabétiques : on constate des lésions nerveuses « extrêmement variables », et de telle nature « qu'on est en droit de se demander si elles sont primitives ou secondaires ».

Il y a là une très grave objection, d'autant plus que *l'on a bien pu, expérimentalement, produire des diabètes passagers, mais jamais*, selon la remarque de Lecorché, *un diabète vrai.*

« *Il y a donc jusqu'à présent, entre le diabète expérimental et le diabète vrai, tel qu'on le connaît aujourd'hui, des différences capitales qui expliquent pourquoi la médecine n'a tiré jusqu'ici qu'un parti très restreint des admirables découvertes de Bernard, enrichies par les physiologistes modernes d'une série presque innombrable de faits nouveaux.* »

« Une série presque innombrable de faits nouveaux », soit! Mais tous ces faits se contredisent les uns les autres. Une expérience en appelle une autre : *tout est toujours à recommencer.* MM. Arthaud et Butte n'y contredisent pas. Loin de là. Ils ont senti qu'en présence du chaos des idées qui se sont fait jour à propos de la glycogénie du foie et du diabète, il était nécessaire de chercher à faire la lumière et l'unité si possible. Et les voilà expérimentant sur le nerf pneumogastrique. Pour avoir des résultats comparables, ils ont invariablement opéré sur le vague droit. *Les lésions faites par leurs prédécesseurs n'étaient que passagères ; ils les voulaient permanentes.* Leurs moyens? — Dans les cas ordinaires, l'introduction de la poudre de lycopode — absolument insoluble — dans l'épaisseur de l'organe. D'autres fois, lorsqu'ils voulaient « obtenir une évolution plus rapide des phénomènes, ils employaient une substance fortement irritante : l'huile de croton en solution éthéro-alcoolique à 1 0/0 ». D'autres fois encore ils liaient tout simplement le nerf. Le point choisi pour y pratiquer la lésion était « le trajet cervical de ce nerf, qui est, en ce point seulement, accessible à l'expérimentateur sans traumatisme trop grand ».

Les *deux* pneumogastriques sectionnés, la survie n'est guère longue : elle dépasse rarement sept jours. Avec la poudre de lycopode, l'animal meurt à peu près dans le même temps. L'huile de croton dans le nerf vague droit tue un peu moins vite ; cependant la résistance du sujet ne va pas au delà d'un mois. *On se figure ce que les souffrances doivent être !* Les symptômes observés sont de l'amaigrissement, de la polyurie, de l'azoturie, de l'albuminurie, légère dans le plus grand nombre de cas, intense dans un. *La glycosurie, qui a été également constatée, n'est pas constante.*

Les auteurs reconnaissent que *leurs expériences ne permettent pas encore d'établir une « identité absolue des symptômes et des lésions du diabète spontané avec les phénomènes » observés sur les animaux.* Je les crois volontiers. Ne disaient-ils pas, en effet, tout à l'heure, que *le symptôme le plus important du diabète, c'est la glycosurie ?* Or, *la glycosurie, ils ne l'ont pas trouvée constante dans leurs expériences.*

La conclusion finale de ces messieurs — qui n'a plus rien d'étonnant puisque, dans toutes les recherches sur les animaux vivants, elle se produit avec la régularité d'un fait constant — la conclusion finale est qu' « *il importe maintenant de varier ces expériences et de les compléter, et nous ne désespérons pas de donner prochainement des résultats encore plus nets qui nous permettront de mieux comprendre le mécanisme de la production du diabète spontané* ».

Cette sorte de mise en demeure a été comprise. Aussitôt connues, les expériences de MM. Arthaud et Butte ont provoqué des contre-expériences. Ils avaient trouvé de la glycose dans les urines des chiens après irritation du bout central du nerf pneumogastrique. *Ils en avaient trouvé —* MM. Germain Sée et E. Gley l'affirment — *dans tous les cas sans exception.* Une telle nouveauté surprit. On voulut voir. Mais... on ne vit pas.

MM. Germain Sée et Gley *avaient beau irriter, même longuement, le bout central du vague droit : point de glycosurie.*
Désenchantement ! « *Jusqu'ici*, disent-ils, *nous avons été
moins heureux* (sic) *que MM. Arthaud et Butte, et nous
n'avons pas encore trouvé de glycose dans les urines des
chiens ainsi opérés.* »

Devant un si éclatant échec, MM. Arthaud et Butte ré-
fléchirent : *ce n'était plus dans tous les cas, mais « dans la
plupart des cas »* que la glycosurie se produisait (1).

Pour M. Dujardin-Beaumetz, *la glycosurie est la conséquence de la suppression totale ou partielle du pancréas.*
C'est encore une opinion. Est-elle plus sûre que les autres ?

En tout cas elle n'est pas celle de M. Germain Sée, qui
attribue l'affection diabétique aux ennuis, aux inquiétudes
de la vie et surtout aux querelles domestiques : *la plupart
des diabétiques avaient des femmes tracassantes !* — Ni,
semble-t-il, celle de M. Worms, qui affirme qu' « *aucune
des théories en cours sur la pathogénie de cette affection ne
trouve sa confirmation dans l'observation clinique.* »

Si l'on n'est pas d'accord sur les causes du diabète, soit
expérimental, soit spontané, on ne l'est guère plus, hélas !
sur le mode de traitement.

D'abord, le régime : M. Dujardin-Beaumetz en exclut :
le lait, parce qu'il n'est que modérément réparateur et
qu'il renferme beaucoup de sucre ; la croûte de pain, parce
qu'elle est de digestion plus difficile que la mie ; les fruits.
Le pain de gluten, tant recommandé par d'autres, ne lui
dit rien qui vaille : il est froid et médiocre. Les pommes
de terre cuites à l'eau lui paraissent préférables. Sont
indispensables, en revanche, les aliments gras, le régime
ayant pour effet d'amaigrir et d'affaiblir les diabétiques.
Dans certains cas on peut aussi recommander la charcu-
terie soigneusement confectionnée, la mortadelle, le sau-

____

(1) *Bulletin de la Société de Biologie*, 1888, p. 129-130.

cisson, la choucroute garnie : toutes choses qui aiguisent l'appétit et relèvent les forces. La saccharine doit être proscrite de l'alimentation générale, mais peut être employée pour rendre supportables le café et le thé, qui sont d'excellents stimulants.

Les médicaments : Martineau *préconisait le carbonate de lithine et l'arsenic,* avec lesquels, affirmait-il, il guérissait 66 0/0 des malades. Mais *Martineau, évidemment, se trompait :* du moins est-ce l'avis de M. Dujardin-Beaumetz.

M. Worms *patronne le sulfate de quinine, qui a du bon, mais qui,* toujours d'après M. Dujardin-Beaumetz, *n'est pas infaillible.*

M. Germain Sée, *grand partisan, jadis, de l'acide salicylique, y a renoncé, les effets n'ayant pas répondu à son attente et moins encore, il est permis de le croire, à celle de ses clients.*

L'arsenic, dont Martineau avait tant à se louer, lui paraît dangereux, parce qu'il détruit le foie. — Peuvent donner quelques bons effets : la belladone et l'opium. Mais *c'est l'antipyrine qui a toutes ses préférences : elle empêche la dénutrition.*

L'antipyrine! se récrie M. Worms. Mais *outre qu'elle trouble les fonctions digestives, elle provoque fréquemment l'albuminurie et crée ainsi un danger pire que celui qu'il s'agissait de conjurer!* Les résultats obtenus par le bromure de potassium ne seraient pas moins déplorables.

Ce que l'un loue, l'autre le condamne. M. Germain Sée *anathématise l'arsenic;* M. Worms *le déclare un bon médicament.* Le malheur est qu'il en faut suspendre l'emploi à tout moment, ce qui fait reperdre aussitôt le terrain gagné (1)!

Est-il besoin, maintenant, d'insister longuement sur l'inutilité et le danger des expériences de vivisection?

(1) *Le Temps,* 16 et 23 mai 1889.

Désordre, chaos, contradictions, incertitudes : voilà tout le profit retiré d'un demi-siècle d'études physiologiques. Qu'on additionne le temps perdu, l'intelligence dépensée, les souffrances infligées, toutes les théories fausses sorties des laboratoires, et qu'on ose nous dire que la physiologie expérimentale est la voie royale qui conduit à la vérité, à la science !

DE LA BILE

La bile, on le sait, est sécrétée — ou excrétée — par le foie. *Quant aux causes « qui agissent sur les sécrétions biliaires, elles sont inconnues jusqu'ici » au dire de Cl. Bernard. On ignore également le rôle que la bile joue dans l'organisme.* Toutefois, comme elle se déverse dans le tube intestinal, on a pensé qu'elle pourrait bien intervenir activement dans la digestion.

Partant de cette idée *a priori*, de nombreux physiologistes se sont mis à l'œuvre, ont multiplié leurs expériences *et ont conclu... chacun à sa manière. De nouvelles contradictions étaient nées de leurs recherches.*

La première chose à faire, c'était d'empêcher le passage de la bile dans le duodénum. Comment? En ouvrant le corps de l'animal et en liant l'orifice unique placé au-dessous du pylore, par où ce passage est possible. Cela fait, on surveille la digestion. S'opère-t-elle moins facilement, moins vite, moins complètement que lorsque la bile s'écoule librement dans le tube intestinal : on dit que la bile influe sur la transformation des aliments ingérés. Dans le cas contraire, on conclut à son inutilité.

Blondlot fut parmi ceux *qui se prononcèrent dans ce dernier sens.* Malgré de nombreuses expériences, il lui avait été impossible de constater aucune différence bien appréciable entre les digestions accomplies en présence de la bile et celles accomplies en son absence. De là à considérer cette « sécrétion du foie » plutôt comme une manière « excrémentitielle sans aucun rapport avec l'assimilation des aliments » que comme une véritable sécrétion il n'y avait qu'un pas, *et, ce pas, Blondlot le franchit sans hésiter*.

Il n'en fut pas de même de Haller. A celui-ci, ses expériences parlèrent un tout autre langage. Aussi n'hésitait-il pas à faire jouer à la bile un rôle important dans la digestion.

Un autre expérimentateur, Schwann, opérait simplement sur la vésicule biliaire. Cette manière de procéder avait, paraît-il, le grave inconvénient de ne pas « empêcher la bile qui vient directement du foie d'être charriée vers l'intestin, alors que le réservoir glandulaire a été perforé ». Il en résulte que *ses conclusions, entachées d'un vice radical, ne sont pas acceptables.* A la vérité, celles des autres expérimentateurs ne le sont guère plus, *puisqu'elles se contredisent les unes les autres.*

Tiedèmann — un de ceux qui ont fini par se détourner de la vivisection — et Gmelin, ne voulant pas s'exposer au vice opératoire auquel Schwann devait son insuccès, liaient « le conduit commun immédiatement au-dessus de son orifice externe afin de s'opposer au passage de la bile dans le duodénum ». Mais voici un bien autre inconvénient. Grâce à cette ligature et à la distension inaccoutumée des conduits biliaires qui en est la conséquence, le conduit commun ne tarde pas à se rompre. Et cet accident donne lieu à une péritonite dont l'issue, à bref délai, est la mort de l'animal. C'est ainsi qu'en voulant éviter Charybde on tombe dans Scylla; qu'en cherchant à se mettre à l'abri d'un inconvénient on s'expose à en rencontrer d'autres infiniment plus graves.

Schwann, non content des expériences de son cru, voulut renouveler celles de Blondlot. Le résultat auquel il fut ainsi conduit est que les animaux opérés de cette façon deviennent d'une voracité extrême, maigrissent à vue d'œil et, pris de diarrhée profuse, succombent en peu de temps.

Blondlot, naturellement, contesta l'exactitude des affirmations de son contradicteur. Il avait vu un grand nombre de chiens dont la santé s'était maintenue parfaite malgré l'opération pratiquée sur eux. A quoi Schwann répliquait que si, en effet, certains animaux survivaient, il fallait en chercher la cause dans ce fait que les canaux s'étaient rétablis ou étaient devenus perméables : d'où la possibilité pour la bile de passer dans le duodénum. *Blondlot n'accepta pas plus cette explication de Schwann* qu'il n'avait accepté ses affirmations antérieures, et déclara catégoriquement avoir observé des chiens dont la santé était restée bonne, bien qu'il fût de toute évidence que les canaux ne s'étaient pas rétablis.

D'autres expérimentateurs, cependant, avaient obtenu des résultats conformes à ceux relatés par Schwann. Mais qu'importait à Blondlot? Il prétendait avoir raison, lui seul contre tous, et attribuait « la mort des animaux de Schwann — et des autres — à ce qu'ils léchaient leur plaie et avalaient la bile qui s'en écoulait : habitude qui produit rapidement de fatals effets ». Pour parer à ce danger, *qui conduit tout droit à des conclusions erronées,* Blondlot muselait tout simplement les animaux opérés : torture sur torture, supplice sur supplice... pour, en fin de compte, arracher à Cl. Bernard cet aveu humiliant sur l'inanité des recherches de nos physiologistes : « *En somme, toutes ces expériences ne peuvent pas nous permettre de décider si la bile est réellement une excrétion ou une sécrétion; les résultats ne sont pas assez importants pour que nous puissions formuler sur ce point un jugement comme nous l'avons fait pour les autres glandes* » (1).

____

(1) Cl. Bernard. *Physiologie opératoire,* p. 603.

Puisque le nom de Cl. Bernard revient sous ma plume, je citerai, pour les analyser brièvement, quelques lignes qu'il a écrites sur cette question de la bile : elles serviront à montrer comment nos plus grands vivisecteurs entendent la précision scientifique :

« La sécrétion de la bile a lieu pendant l'intervalle des digestions... Aussitôt que la digestion commence, la bile s'échappe de son réservoir et tombe dans le duodénum ; mais il ne s'en forme plus dans le foie, qui commence alors à exercer une autre fonction, à savoir la production du sucre de raisin... Le sucre se forme pendant la digestion ; la bile, au contraire, est produite pendant l'abstinence et coule dans l'estomac. Quand les aliments arrivent dans ce dernier, ils y rencontrent la bile qui s'y est accumulée à l'avance, et la digestion commence. Mais la sécrétion biliaire est alors suspendue, en sorte que l'animal, lorsqu'il ne mange pas, prépare pour ainsi dire une provision de ce liquide pour son prochain repas (1). »

On aura remarqué que le passage que je viens de citer commence par cette affirmation : la bile est une sécrétion. Or, ailleurs, il est dit que nous ne savons pas si la bile est une excrétion ou une sécrétion : première inconséquence.

La fin du passage ne vaut pas mieux que son commencement. Car ces paroles : « L'animal, lorsqu'il ne mange pas, prépare pour ainsi dire une provision de ce liquide pour son prochain repas », ces paroles laissent très clairement entendre que la bile joue un rôle actif dans la digestion : *chose tout à fait problématique puisque les physiologistes n'ont pas pu se mettre d'accord sur ce point : donc, deuxième inconséquence.*

Lorsque, ensuite, notre auteur affirme que « aussitôt que la digestion commence la bile s'échappe de son réservoir et tombe dans le duodénum » je veux bien ne pas

---

(1) Cl. Bernard. *Physiologie opératoire*, p. 598-599.

suspecter son témoignage. Mais, je l'avoue, je ne vois guère le moyen d'accorder ce membre de phrase avec cet autre où la bile, au lieu de ne faire son apparition dans le duodénum qu'au moment où la digestion commence, c'est-à-dire après l'ingestion des aliments, se trouve, au contraire, à l'avance, accumulée dans l'estomac. Dans un cas, ce seraient les aliments qui, arrivés les premiers, attendraient que la bile voulût bien faire son entrée, pour commencer leur œuvre de transformation. Dans l'autre, ce serait la bile qui, la première au rendez-vous, attendrait les aliments... Ne dirait-on pas un assaut de politesse entre ceux-ci et celle-là, à peu près ce qui se passe entre deux personnes qui, se rencontrant sur le même trottoir, s'effacent chacune pour laisser le passage libre à l'autre?

Je pourrais encore observer que, sous la plume de Cl. Bernard, la bile tantôt tombe dans le duodénum, et tantôt dans l'estomac. Je veux bien que ces deux organes se tiennent de très près; mais enfin autre chose est l'estomac, autre chose le duodénum. Et lorsqu'on ne craint pas de sacrifier tant d'animaux en vue d'obtenir la science exacte des organes et de leurs fonctions, c'est bien le moins qu'on mette un peu d'ordre et de précision dans ses explications.

Revenir sur la formation du sucre dans le foie est superflu : il en a été suffisamment question. Cependant dans les lignes ci-dessus citées, il serait facile de relever encore cette affirmation : que la sécrétion biliaire est suspendue pendant tout le temps que dure la digestion. Cette assertion, prise au pied de la lettre, conduirait à ceci : qu'un animal qui remangerait, aussitôt une digestion achevée, ou, mieux, un peu avant qu'elle ne le fût, ne sécréterait plus de bile. Ce qui paraît peu probable. Il est étonnant toutefois qu'au milieu du déluge d'expériences dont on nous détaille avec un soin si minutieux toute la série des phénomènes, on n'ait pas songé à celle-là. Heureusement on ne s'avise pas de tout.

Mais n'est-il pas bien singulier de rencontrer des raisonnements aussi lâches, des explications aussi emmêlées chez un des plus éminents représentants d'une science qui, plus que toute autre, prétend à une exactitude rigoureuse?

Parmi les expérimentateurs qui se sont employés à élucider la question de l'influence *bonne* ou *mauvaise* de la bile sur la digestion stomacale, plusieurs se sont prononcés pour la seconde alternative. Suivant les uns, *elle neutralisait l'acidité du suc gastrique;* suivant les autres, *elle précipitait la pepsine, grâce surtout à l'acide glycocolique.* Hammersten — et il n'était pas le seul — *supposait qu'il se produisait une combinaison entre les sels biliaires et l'albumine.* Fredericq, Landois, Brucke, Foster, etc., — le plus grand nombre, par conséquent — *admettaient une précipitation de la pepsine avec les produits de la digestion* (sintonine, propeptone, peptone). Schiff, enfin, *soutenait* « *que la bile en conditions normales n'est pas capable de précipiter les peptones* ».

Voilà, en quelques lignes, un assez joli stock d'opinions contraires ou divergentes. Impossible d'en rien conclure, sinon de répéter, après Hammersten, et avec Ruggero Odi : « *Tout ce qui a été dit jusqu'à présent de l'action de la bile sur la digestion gastrique* N'A DE VALEUR QUE POUR LES DIGESTIONS ARTIFICIELLES ET NE PEUT ÊTRE APPLIQUÉ AUX PHÉNOMÈNES DE LA DIGESTION QUI ONT LIEU PENDANT LA VIE (1) ».

Suivons un peu les expériences de notre auteur : Un chien a mangé; il digère. On lui introduit de la bile de bœuf dans l'estomac aux diverses périodes de la digestion. Résultat : « *Je n'ai jamais observé la moindre anomalie qui puisse appuyer l'opinion des partisans de l'influence pernicieuse de la bile dans la digestion gastrique* ». C'est Ruggero Odi qui parle.

(1) *Archives italiennes de Biologie,* 1887, p. 138.

Est-ce la bile du chien en expérience qui intervient : *elle démontre « avec évidence que la bile n'exerce aucune influence pernicieuse sur la digestion gastrique quand elle est sécrétée en quantité normale, comme aussi qu'elle ne précipite pas les produits de la digestion comme on le croyait jusqu'à présent ».*

Donc, 1° — c'est la conclusion de notre auteur — *la présence de la bile dans l'estomac, avant et pendant la période de la digestion, ne diminue pas le pouvoir digérant des sucs gastriques; 2° la présence de la bile dans la vésicule, la digestion étant déjà avancée, n'y précipite pas les peptones; 3° l'opinion de la majeure partie des médecins et des physiologistes qui croient que la bile peut être cause de graves désordres gastriques et de vomissements est inexacte ».*

A cette question se rattache celle, un peu particulière, de la digestion des graisses. Est-ce la bile, est-ce le suc pancréatique qui la réalise? Il ressort des expériences de Cl. Bernard que, dans tous les cas, le suc pancréatique y concourt; il peut même la réaliser *in vitro.* Mais cette digestion n'a pas lieu chez tous les animaux de la même manière. Elle ne commence pas non plus chez tous au même point de l'appareil digestif. Prenez, par exemple, le lapin : la digestion des matières grasses — émulsion qui rend les chylifères lactescents — ne commence, chez lui, qu'au delà du canal de Wirsung, à 35 ou à 40 centimètres du pylore et du canal cholédoque.

C'est basés sur ce fait et sur quelques autres observations que certains physiologistes *ont cru que le suc pancréatique était seul en cause dans la digestion des matières grasses, où la bile ne jouerait aucun rôle.*

M. A. Dastre *n'admet pas qu'il en soit ainsi.* Ses expériences sur les chiens l'ont instruit autrement. Elles sont la contre-partie de celles que la nature, sous ce rapport, a réalisées chez le lapin. Elles ont sur celles-ci l'avantage de se présenter avec un caractère de netteté infiniment supérieur, les chylifères du chien offrant le type le plus évident des vaisseaux lactés.

Les observations sur le lapin apprennent que la bile seule est impuissante, en fait, chez le vivant, à digérer et à émulsionner les graisses. Soit. Celles sur le chien apprennent non moins certainement que le suc pancréatique seul est tout aussi impuissant.

Donc, la digestion des graisses n'est possible que par l'intervention combinée de la bile et du suc pancréatique (1).

Quelques mots encore et nous aurons fini avec la bile. Cl. Bernard *voulait qu'elle ne fût sécrétée que dans l'intervalle des digestions.* Il se trompait : *la sécrétion biliaire est continue.* Ce qui ne veut pas dire qu'elle soit toujours également active. Elle est tantôt plus lente, tantôt plus abondante, suivant les diverses phases de la digestion. Sous ce rapport, d'ailleurs, *les différences sont grandes d'une espèce animale à l'autre.* Chez les lapins, par exemple, qui ont l'estomac continuellement rempli d'aliments, la sécrétion biliaire varie peu d'un moment à l'autre du travail digestif. Au contraire, chez les animaux dont l'estomac n'est que temporairement plein d'aliments — et chez l'homme, qui est dans ce cas, — la sécrétion s'active d'une manière très sensible peu de temps après le repas, pour atteindre son maximum au bout de quelques heures, — quatre à huit, selon Beaunis.

Mais ce chiffre n'a rien de constant ; il varie avec les observateurs. Ainsi, d'après Arnold et Voit, *le maximum de sécrétion aurait lieu dans les premières heures qui suivent le repas* ; d'après Bidder et Schmidt, au contraire, *entre la 13ᵉ et la 15ᵉ heure seulement.*

D'autres expérimentateurs, comme Kölliker et Müller, dans certains cas de repas très copieux, *ont constaté un second maximum entre la 14ᵉ et la 17ᵉ heure.* Kuhne n'a pas

(1) **Bulletin de la Société de Biologie**, 1887, p. 786.

besoin de repas particulièrement copieux *pour en admettre deux, dont l'un suivrait de très près l'ingestion des aliments, tandis que l'autre ne se manifesterait que quelques heures plus tard :* le premier aurait pour causes l'eau ingérée, l'activité de la circulation, la pression de l'estomac sur le foie; le deuxième, l'alimentation elle-même.

Baldi pense : 1° qu'*il est impossible de fixer le maximum à une heure déterminée;* 2° *que le genre d'alimentation est sans aucune influence à ce sujet.*

La seconde de ces opinions est *en contradiction flagrante avec les expériences de Spiro.* Celui-ci, en effet, *a trouvé le maximum une heure après le repas pour la viande, et six à sept heures pour les hydrocarbonés.*

Le même auteur croit à l'existence d'oscillations diverses périodiques de la sécrétion, avec un maximum dans l'après-midi et un minimum dans la nuit (1).

Ajouterai-je qu'ici encore les expériences n'ont rien prouvé, n'ont pas fait progresser la science? A quoi bon ! les faits ont parlé, et leur langage est assez clair pour rendre inutiles toutes autres explications.

(1) Beaunis. *Physiologie humaine,* t. II, p. 89.

LES FAITS

DE LA CHALEUR DU SANG. — DIGESTION ET SUC
GASTRIQUE. — TOXICOLOGIE. — RAGE ET CHOLÉRA.

DE LA CHALEUR DU SANG

Il n'est personne aujourd'hui qui ne sache que le sang
circule dans tout l'organisme ; — que partant du cœur, il
est transporté à travers les artères jusqu'aux extrémités
du corps ; — que là il passe dans les vaisseaux capillaires
d'où il pénètre dans les veines qui le ramènent à son point
de départ.

Le sang des artères est le sang artériel ; le sang des
veines est le sang veineux.

Le sang artériel est-il plus chaud que le sang veineux?
Ou bien le sang veineux est-il plus chaud que le sang artériel? Ou bien enfin l'un et l'autre sang ont-ils la même
température? C'est un problème que nos physiologistes se
sont donné la mission de résoudre.

Peut-être aurait-on pu trouver, dans le vaste champ de
la science, des objets dont l'étude présentait un intérêt
plus immédiat et plus considérable. Mais il ne semble pas
que nos savants daignent s'abaisser jusqu'à examiner
l'importance des sujets auxquels ils consacrent leur temps.
C'est ainsi qu'on a vu M. Pasteur s'acharner des années
durant à la culture des virus rabiques, bien que la rage

soit, de toutes les maladies humaines, celle peut-être qui fait le moins de victimes, quelques-unes à peine par an, et dont le nombre, d'ailleurs, n'a pas diminué depuis les inoculations pastoriennes.

Il s'agissait donc de décider lequel des deux sangs, artériel et veineux, l'emportait sur l'autre en température. Le problème paraissait des plus simples. Quelques expériences, semble-t-il, devaient suffire pour le résoudre. *Malheureusement, toute question dont s'empare la vivisection, loin de marcher à sa solution, s'embrouille davantage à mesure que l'on s'efforce de la tirer au clair.* C'est ce qui n'a pas manqué d'arriver dans le cas présent.

Mais prenons la question à son origine. Lavoisier ayant remarqué que la respiration, qui amenait de l'oxygène dans les poumons, en faisait ressortir de l'eau et de l'acide carbonique, avait conclu de ce fait que la respiration n'était rien autre chose qu'une combustion. Cette première conclusion en entraînait une autre, savoir : que la chaleur animale n'a point d'autre cause que les actes chimiques accompagnant cette combustion.

Cela posé, on devait tout naturellement croire à un excès de température du sang qui sortait du poumon sur celui qui y entrait, et aussi — le poumon étant le foyer calorique — du sang artériel sur le sang veineux.

L'opinion de Lavoisier, en effet, fut tout d'abord celle de tout le monde. La question toutefois ne tarda pas à changer de face. Le physiologiste Magnus (de Berlin) fit des expériences desquelles *il résultait que le sang artériel contient plus d'oxygène que le sang veineux qui, en revanche, est beaucoup plus riche que l'autre en acide carbonique.* C'est-à-dire, en d'autres termes, que *le sang veineux est plus brûlé que le sang artériel.*

Ce fait détruisait de fond en comble la théorie suivant laquelle la combustion s'opérait dans le poumon. De nouvelles recherches, de nouvelles expériences conduisirent à penser que la combustion s'opérerait dans les tissus. Il n'est que juste d'observer que cette manière de voir s'accordait parfaitement avec la conclusion de Magnus, qui était que le sang veineux est plus brûlé que le sang artériel. Cependant, elle soulevait une difficulté qu'on n'avait pas prévue.

La théorie de Lavoisier voulait que le sang artériel fût plus chaud que le sang veineux. La théorie qui lui succédait voulait, au contraire, que le sang veineux fût plus chaud que le sang artériel. La réalité était-elle d'accord avec la théorie ? C'est ce dont il importait de s'assurer au plus tôt par l'expérimentation sur des animaux vivants.

Une courte observation avant d'aller plus loin. De ce que le sang veineux est plus brûlé que le sang artériel, les physiologistes infèrent qu'il doit être aussi plus chaud. Ne saute-t-il pas aux yeux qu'il y a, dans cette conclusion, un vice de raisonnement, un manque de réflexion incompréhensible chez des hommes habitués à l'observation méthodique des faits ?

Sans doute, la combustion s'opérant dans les tissus au fur et à mesure que le sang s'avance du cœur vers les extrémités, engendre incessamment de la chaleur. Mais de là à une augmentation correspondante de la température du sang, il y a loin. Pour qu'il en fût ainsi, il faudrait qu'il n'y eût pas déperdition de calorique. Or, l'on sait que la chaleur est absorbée aussitôt qu'engendrée, par le milieu même où elle se forme. Grâce à cette absorption, jamais interrompue, le corps conserve sa température normale, à peu près toujours la même, malgré la chaleur que, d'autre part, l'air ambiant lui soutire sans trêve ni repos.

Au fond, il est tout aussi déraisonnable de supposer que le sang veineux est plus chaud que le sang artériel par ce seul motif qu'il est plus brûlé, qu'il le serait de prétendre qu'une bûche enflammée est plus brûlante quand elle est aux trois quarts consumée, que quand elle est en pleine combustion.

Nos savants se sont donc donné un mal infini pour résoudre une question mal posée, — par cela même insoluble. S'il n'y avait que les peines et le temps perdus des vivisecteurs, le dommage serait de peu de conséquence. Mais — et c'est ce qui nous intéresse au plus haut point — leur irréflexion a coûté la vie et des souffrances incalculables à un nombre prodigieux d'animaux, sans qu'on soit plus avancé aujourd'hui qu'on ne l'était au premier jour. — « Après plus d'un demi-siècle d'expériences, dit Cl. Bernard à ce sujet, les physiologistes n'ont pu se mettre d'accord. J'ai exposé dans mes leçons sur la chaleur animale l'histoire et la critique de toutes ces expériences. *Je me bornerai à dire qu'on a pu soutenir toutes les opinions. Les uns ont dit que le sang artériel était plus chaud que le sang veineux; les autres, au contraire, et je suis de ceux-là, ont trouvé le sang veineux plus chaud que le sang artériel. Enfin une troisième catégorie d'expérimentateurs, qui ne croient pas à la fixité des phénomènes dont l'organisme vivant est le siège, ont soutenu que le sang artériel était tantôt plus chaud, tantôt plus froid que le sang veineux* (1). »

N'oublions pas que ces divergences, ces contradictions, qui durent depuis plus de cinquante ans — et qui ne sont pas près de finir (29) — se sont produites à l'occasion de la question la plus simple qui puisse se présenter dans l'étude de la physiologie expérimentale !

Nous avons tout à l'heure, avec la plupart des physiologistes, admis, sans discussion, le fait de l'oxydation du sang, soit chez l'animal, soit chez l'homme, vivants. La chose ne va pas, paraît-il, toute seule. Si, en effet, Estor et Saint-Pierre, par leurs analyses des gaz du sang artériel pris dans la carotide et dans la fémorale, ont vu la propor-

(1) Cl. Bernard. *Physiologie opératoire*, p. 462.

tion d'oxygène diminuer à mesure que les artères sont plus éloignées du cœur, — ces mêmes expériences reprises par d'autres physiologistes : Hirschmann, Sezelwo, Pflüger, etc., « *ont donné entre leurs mains des résultats tout opposés* » (1).

Encore : Le lactate de soude, mis en contact avec le sang défibriné, n'est pas oxydé. Mais si l'on fait passer ce sang dans la veine, alors le lactate se transforme en carbonate. *Cette expérience*, faite par Scheremetjewsky, dans le laboratoire de Ludwig, *a été démontrée fautive par Pflüger*.

Bien que ne se rapportant pas directement à la chaleur du sang, ajoutons encore ceci : La proportion des globules blancs et des globules rouges varie-t-elle pour les deux espèces de sang : artériel et veineux ? *Non, suivant Taschanoff et Swaen.* Ils n'ont trouvé de différences dans la proportion relative des uns et des autres que dans le sang du cœur gauche qui serait plus riche en globules blancs que le sang du cœur droit : fait qui s'expliquerait « par la concentration du sang à travers les poumons et par la dilution du sang veineux du cœur droit par la lymphe ».

D'après J. Lesser, *les grosses artères et les grosses veines contiendraient, à un moment donné, une même quantité d'hémoglobine.* Joli et Lafont *ont constaté une légère différence en faveur du sang artériel ;* Otto, en revanche, *a trouvé le sang veineux plus riche en hémoglobine.* — Contradictions ! Contradictions toujours !

DIGESTION ET SUC GASTRIQUE

La sécrétion du sac gastrique est-elle continue ou intermittente ? On peut la considérer comme nulle dans un

----

(1) Beaunis. *Physiologie humaine*, t. I, p. 324.

estomac absolument vide. Que si l'on introduit des corps étrangers dans la cavité stomacale, *ils y attirent, à la vérité, du mucus ou un liquide acide plus ou moins complètement inactif*. Mais le suc gastrique, le vrai, celui qui aide à la digestion, n'y apparaît que dans les cas où il existe des substances alimentaires aptes à subir son action.

Voilà une affirmation nette, catégorique. Ajoutons tout de suite que *la plupart des physiologistes allemands nient l'existence d'un suc gastrique acide non digestif*. La digestion d'un repas très copieux, au dire de Schiff, réclame toute la provision de pepsine contenue dans l'estomac d'un animal.

Se rappelle-t-on que Cl. Bernard voulait faire sécréter du sucre au foie mort? *Ici on étudie la puissance digestive de l'estomac « post mortem »*. Je cite : « La richesse totale de l'estomac en ferment digestif ne se révèle qu'après la mort. Schiff a constaté qu'un estomac qui, dans les meilleures conditions pour la digestion, pouvait dissoudre, le premier jour après la mort, et dans une infusion de 200 à 400 centimètres cubes d'eau acidulée, 80 à 90 grammes d'albumine cuite (quantité calculée d'après le pouvoir dissolvant d'une petite portion de l'infusion, qui fut remplacée par une quantité égale d'eau acidulée), pouvait dissoudre, dans la 3e semaine, avec une quantité d'eau proportionnelle à l'augmentation du pouvoir digestif, la quantité énorme de 60 à 75 kilogrammes d'albumine ». Et pour que ce fait extraordinaire ne pût être mis en doute par personne, l'auteur ajoutait en note : « Ce fait se présente chez tous les animaux, quelle que soit la période de la digestion dans laquelle ils ont été tués ».

Voilà, certes, des conclusions assez inattendues : un estomac qui, trois semaines après sa mort, digère, non pas un vulgaire repas, ni même un repas particulièrement copieux; non, mais un poids d'albumine de 60 à 75 kilogrammes! Ce serait peut-être un moyen de venir en aide aux gens si nombreux dont l'estomac ne fonctionne pas, ou ne fonctionne qu'imparfaitement : mal vis-à-vis duquel la docte Faculté est généralement impuissante ! Il n'y aurait qu'à les tuer préalablement, et à les laisser moisir ensuite dans la tombe pendant quelques semaines. Après quoi, guéris à tout jamais de leur douloureuse infirmité, ils boiraient, mangeraient, se gaveraient au besoin, digére- raient sans plus jamais connaître ni gastrite, ni dyspepsie, ni apepsie, ni bradypepsie, ni lienterie, ni dysenterie..... Que n'es-tu là, ô Molière, pour flageller de la verge de fer de ta puissante ironie tous ces faux savants, toute cette fausse science, trompe-l'œil du vulgaire, comme tu fis de ceux de ton temps !

Continuons : « Il — Schiff — admet donc que la vraie pepsine active du suc gastrique est le produit de la décom- position ou de la modification chimique d'une autre sub- stance, qui se trouve toujours déposée dans les glandes stomacales, et qui se transforme en véritable pepsine, soit pendant la vie sous l'influence de la présence dans le sang des peptogènes dont nous venons de parler, soit après la mort en présence de l'eau ou d'un acide dilué. Il a donné à cette substance le nom de *propepsine* (1). »

On assure que cette nouvelle théorie de la peptogénie *est des plus importantes pour toute la doctrine de la diges- tion et de la sécrétion en général.* — Je veux bien, moi. — Vulpian et Richet l'ont accueillie avec faveur. — Soit encore. — Mais, en revanche, *elle s'est heurtée, en Alle- magne, à la plus vive opposition : elle n'apparaît donc pas aux savants d'outre-Rhin, de la plus haute importance pour toute la doctrine de la digestion et de la sécrétion en général!*

Aussi A. Herzen s'est-il précipité pour pourfendre les dou- teurs ou négateurs en signalant « *le peu de sérieux d'un certain nombre de recherches allemandes* ». D'un certain nombre,

(1) *Archives de Physiologie*, 1889, p. 70-71.

seulement, monsieur A. Herzen! Il fallait pousser plus avant, tout pulvériser, sauf à vous faire rendre la pareille!

Mais voyons ces recherches : La plupart des physiologistes allemands — Heidenhain en tête — prétendent que « l'irritation mécanique de la muqueuse stomacale est l'unique facteur de la sécrétion du suc gastrique ». Ebstein et Grützner ont bien, il est vrai, en 1874, supposé « que la formation de la pepsine dans l'estomac est précédée de la sécrétion *continue,* dans les glandes stomacales, d'une *matière pepsinogène* (propepsine de Schiff) encore liée à des albuminoïdes » : matière qui, suivant eux, « ne se transformerait en ferment actif, pendant la vie, que *sous des influences mécaniques* ». *Ils ne croient pas que l'absorption joue, dans les actes digestifs, le rôle que Schiff lui attribue.* Grützner même, malgré sa supposition de la pepsinogénie, déclare sans détour que *la théorie de la peptogénie est dénuée de tout fondement.*

Or, M. H. Girard est élève de Schiff. Voir son maître attaqué et ses théories contestées, il ne le pouvait sans protester. Et en science de vivisection, toute protestation se fait par de nouvelles hécatombes animales. On proteste en tuant, en faisant souffrir.

M. H. Girard donc expérimente, en ayant soin de varier quelque peu le procédé opératoire de Schiff. Celui-ci avait fait des injections dans les veines ou dans le tissu cellulaire : injections « pour ainsi dire impraticables chez l'homme ». Lui se contente de faire des injections rectales.

La question à résoudre était celle-ci : « *L'absorption des matériaux alimentaires dans le gros intestin détermine-t-elle dans l'estomac vide une sécrétion de suc gastrique actif?* ou, en d'autres termes, l'activité des glandes pepsiques est-elle autre lorsque le sang est chargé de principes nutritifs, que lorsque l'animal est à jeun? »

Réponse : *Le suc gastrique n'est jamais sans pepsine.*

Mais la proportion de la pepsine dans le suc gastrique varie considérablement.

. Qu'on prive un animal de toute nourriture pendant 16 à 20 heures : son suc gastrique est *presque complètement inactif*.

On obtient des notions inexactes sur l'activité d'un liquide digestif, en l'analysant d'après la méthode de M. Grützner.

En somme, l'étude de l'influence des substances dites *peptogènes* sur l'activité du suc gastrique donne à M. H. Girard des résultats qui ne diffèrent guère—ils en diffèrent donc un peu?—de ceux de Schiff (dont il est l'élève, ne l'oublions pas) qui considère comme peptogènes, les uns plus, les autres moins : la dextrine, le pain, la gélatine, l'extrait aqueux de viande, les peptones, l'infusion du café, le fromage, le lait.

« *En résumé, l'absorption de matériaux alimentaires dans le gros intestin a sur la composition du suc gastrique et sur son pouvoir digérant une influence indéniable.* »

« Les substances peptogènes fournissent au sang les matériaux pour la *formation* de la pepsine. » C'est ce que Schiff pensait il y a vingt ans. Des expériences ultérieures lui ont fait « admettre, comme probable, l'existence d'un anneau intermédiaire, aujourd'hui assez généralement accepté, *quoique encore très hypothétique* : la propepsine ».

« *Nous ne croyons donc plus* que les substances alimentaires—c'est Girard qui parle—produisent directement de la pepsine, mais *nous supposons* qu'elles contribuent à la transformation de la propepsine en pepsine. Le résultat définitif est le même. » Alors à quoi bon tant se tourmenter; à quoi bon surtout tant tourmenter les autres, qui ne demanderaient pas mieux que d'être laissés en repos?

« Quant aux faits cités par mon vénéré maître et par tous ceux qui se sont occupés de cette question sans parti pris —Prenez garde, monsieur Girard : si vous accusez de parti . pris ceux qui ne *voient* pas comme vous, ils diront peut-être que c'est par parti pris que vous ne *voyez* pas comme eux ; et nous, les gens du dehors, nous vous renverrons dos à dos ! — ils sont absolument incontestables, et la théorie de la peptogénie, modifiée dans son expression, survivra à toutes les attaques des *mécanistes* orthodoxes (1). »

Tout à l'heure, M. H. Girard — j'ai souligné les deux mots — disait : *Nous ne croyons donc plus... mais nous supposons...* Ce sont là des expressions bien peu scientifiques. Si nous y ajoutons le : *très hypothétique*, appliqué à la propepsine, on trouvera peut-être que l'affirmation finale de : *absolument incontestables...* et : *survivra à toutes les attaques...* ne répond guère aux prémisses. Mais ceci est affaire entre M. Girard et les *mécanistes orthodoxes* qui ne manqueront guère, si ce n'est déjà fait, de relever le gant qu'on leur jette si fièrement.

TOXICOLOGIE

M. le Dr J. Simon a étudié l'action physiologique comparée de la quinine, de la quinidine, de la chinchonine et de la cinchonidine. Ci-après la description textuelle d'une de ses expériences. Les phénomènes sont les mêmes, qu'il s'agisse, par exemple, d'un chien du poids de 12 kilos, sous la peau duquel on injecte de 75 centigrammes à 1 gramme de sulfate de cinchonine, ou d'un cobaye auquel, dans les mêmes conditions, on injecte de 25 centigrammes de la même substance pour un poids moyen de 250 à 350 grammes, — observation faite toutefois que, proportionnellement à la masse du corps, *on injecte au cobaye une quantité de poison de dix à douze fois plus considérable qu'au chien.* Et quand, pour obtenir des effets semblables chez

(1) *Archives de Physiologie,* 1889, p. 69-87. H. Girard.

deux animaux d'espèces différentes, on est obligé d'employer des quantités de substance toxique variant, de l'un à l'autre, dans une proportion aussi énorme, on peut, dès à l'avance, affirmer qu'il ne sortira rien de bon de pareilles expériences.

Voici maintenant la description : « Tristesse de l'animal, jactitation à laquelle succèdent bientôt l'immobilité avec fixité du regard, une certaine difficulté à se tenir debout et de l'ataxie motrice aussitôt que l'animal se met en mouvement ; puis survient une sorte de tremblement, ou plutôt de balancement latéral de la tête (manifeste surtout chez le cobaye), s'accompagnant de petites secousses spasmodiques de tout le corps, prélude d'une véritable crise convulsive ; tout à coup, en effet, l'animal pousse un cri initial (bien caractérisé en particulier chez le chien), tombe violemment sur le flanc, les quatre membres en raideur tonique, la tête en épisthotonos, et l'accès se poursuit en convulsions cloniques, avec claquement dentaire, écume à la bouche, et parfois même écume sanguinolente ; puis la période de rémission se fait du côté des phénomènes convulsifs, l'animal semble revenir à lui, avec le regard stupide et plus ou moins hagard, conservant toutefois un certain degré de parésie qui l'empêche de se remettre solidement sur ses pattes ; les mouvements respiratoires apparents, momentanément suspendus durant l'accès, reprennent avec une accélération anhélante ; s'il s'agit d'un chien, il pousse des aboiements offensifs qui semblent témoigner d'un véritable état hallucinatoire ; et si ce premier accès n'amène pas l'épuisement complet et la mort, l'animal reste, durant un intervalle plus ou moins long, dans une sorte de torpeur somnolente à laquelle peut même se joindre, comme pour compléter le tableau de *l'attaque épileptique*, le ronflement.

« Mais bientôt survient un nouvel accès, caractérisé par la même succession de phénomènes, avec intermittence de plus en plus courte, car d'habitude, et lorsque la dose est mortelle, les accidents deviennent subintrants jusqu'à la mort, laquelle se produit dans un laps de temps variable, mais qui, dans les conditions précédentes, ne dépasse guère deux heures (1). »

Inutile de rien ajouter à cette description. Ce qu'elle prouve de plus clair, c'est que les animaux meurent quand on les empoisonne. Ce qu'elle prouve encore, c'est que, dans les laboratoires, on joue avec la vie et la souffrance comme avec une matière inerte. Et c'est ce qui est épouvantable.

Comme M. J. Simon a voulu connaître l'effet, sur les animaux, des injections hypodermiques de quinine, de quinidine, de cinchonine et de cinchonidine, de même d'autres observateurs, MM. Ugolino Mosso, Chouppe et Pinet, ont voulu étudier l'action de la strychnine.

La température des animaux strychnisés s'accroît. Mais à quoi cette augmentation est-elle due ? M. Ugolino Mosso, contrairement à d'autres physiologistes, affirmait — il croyait l'avoir démontré — que cette augmentation a sa cause non dans les contractions musculaires tétaniformes qui accompagnent l'empoisonnement strychnique, mais *dans une action excitante de la strychnine elle-même sur les centres nerveux.*

MM. Chouppe et Pinet, qui ont fait leurs expériences dans le laboratoire de M. Vulpian, concluent, sans hésitation, « *que l'hyperthermie dans l'intoxication strychnique est certainement due aux contractions musculaires* ».

Ce n'est pas, d'ailleurs, la seule divergence entre nos auteurs : tandis que MM. Pinet et Chouppe ne constatent qu'une augmentation très minime de la température du corps — deux à trois dixièmes de degré — M. Ugolino Mosso enregistre une élévation qui n'est pas moindre de deux à trois degrés (2).

<hr>

(1) *Travaux du Laboratoire de Physiologie de la Faculté de Médecine de Paris*, 1885, p. 107, par le Dr J.-V. Laborde.
(2) *Comptes rendus de la Société de Biologie*, 1887, p. 181-183.

Tout en expérimentant avec la strychnine, MM. Chouppe et Pinet ne négligent pas les autres poisons. Avant de procéder aux injections de strychnine, ils curarisent leurs animaux, sans doute pour exclure toute influence possible du mouvement sur l'augmentation de la température. Si les deux poisons se contrarient ou se neutralisent, je l'ignore. Ce qui est certain, c'est que l'animal curarisé est réduit à une immobilité invincible, quelles que soient les souffrances qu'il endure.

Puisque j'ai parlé des expériences de MM. Chouppe et Pinet sur l'action de la strychnine, j'ajouterai que, suivant eux, le poison agit plus ou moins rapidement selon qu'on l'injecte dans les veines de la circulation générale ou dans le tissu conjonctif, les artères, les branches de la veine-porte. Injecté dans les veines de la circulation générale, l'effet en est presque immédiat : les accidents surviennent en moins d'une minute; tandis que dans les autres cas, ils ne se manifestent qu'au bout de 12 à 15 minutes.

« Quand la strychnine doit traverser un réseau capillaire quel qu'il soit, elle s'absorbe beaucoup plus lentement et, dès lors, il est nécessaire de surélever la dose si l'on veut arriver à produire des accidents mortels.

« Le foie ne semble pas, sous ce rapport, différer des autres réseaux capillaires.

« *Les expériences de nos devanciers semblaient annoncer un résultat tout autre* (1). »

Sans doute n'a-t-on pas oublié le nombre énorme — six mille, dit-on — d'animaux sacrifiés par Orfila à ses études sur les intoxications. On sait aussi que l'animal qui est sous l'influence d'un poison fait des efforts pour rejeter les substances nocives que, de manière ou d'autre, on a fait pénétrer dans son organisme.

______

(1) *Comptes rendus de la Société de Biologie*, 1887, p. 709.

Pour empêcher le vomissement des substances à expérimenter, on liait, dans la plupart des cas, l'œsophage de l'animal. Mais ce fait seul de la ligature donne lieu à des accidents fort graves dont Orfila, il est vrai, ne paraît guère s'être aperçu, attribuant tous les phénomènes dont il était témoin à l'effet des poisons essayés.

Or, ce qu'Orfila ne vit pas, d'autres — Bouley et Reynal, d'Alfort (1858) — le mirent en pleine lumière. Leurs expériences démontrèrent, à n'en pouvoir douter, ce fait qu'il suffit de lier l'œsophage d'un animal pour amener sa mort dans une période de trente heures environ, sans injection ni ingestion d'aucune substance toxique. Quel fond, dès lors, faire sur les expériences d'Orfila et de ceux qui ont pu imiter son exemple? Evidemment toutes celles faites sur des chiens avec accompagnement de ligature de l'œsophage ne doivent être « *acceptées en toxicologie que comme un renseignement utile, et non comme une preuve démonstrative de la question étudiée* » (1).

Depuis Orfila, les expériences toxicologiques n'ont pas cessé de se multiplier. On en fait tous les jours, répétant les anciennes, en imaginant de nouvelles. — C'est ainsi que M. Bochefontaine s'est demandé quels seraient les effets physiologiques de la soude, de la potasse et de leurs sels. Pour le savoir, il n'y avait qu'un moyen : en empoisonner les animaux. C'est ce qu'il fit. Il injectait dans les veines d'un chien de 25 à 28 grammes de carbonate de soude. Peu après, l'animal était pris d'une attaque convulsive, avec raideur tétaniforme des membres. Cet état ne durait pas au delà de quelques secondes.

On laissait à l'animal une dizaine de minutes de repos, puis on recommençait la même expérience : et le résultat obtenu était celui de tout à l'heure.

Une troisième, puis une quatrième injection de la même

(1) *Année scientifique*, 1859, t. II, p. 91.

quantité de substance toxique suivaient les deux premières et s'accompagnaient des mêmes phénomènes. Après la quatrième attaque convulsive, survenait la mort.

Ces expériences nous ont-elles appris quelque chose d'utile, une vérité scientifique capable de contribuer au soulagement des maux humains? Hélas! comme les autres, elles ont été en pure perte. M. Bochefontaine conclut, tout simplement, qu'en général *il suffit d'introduire de la sorte, dans les veines, de 7 à 8 grammes de carbonate de soude par kilogramme du poids de l'animal pour entraîner la mort de celui-ci* (1).

La belle découverte, vraiment! Voilà pourtant pourquoi l'on torture, pourquoi l'on tue dans de lentes et cruelles agonies un nombre incalculable d'animaux. C'est cela qu'on appelle s'occuper de la science et des recherches scientifiques! Le seul nom qui convienne, c'est : barbare enfantillage, dévergondage expérimental. Ainsi le bébé auquel on remet un jouet le tourne, le retourne, le tourmente et le maltraite jusqu'à ce que, ayant réussi à le mettre en pièces, il voie ce qu'il y a dedans, c'est-à-dire rien. Il ne lui reste entre les mains que des débris de choses informes qui le font pleurer. Il y a entre cet enfant et nos vivisecteurs cette différence que ceux-ci ne pleurent pas sur leurs méfaits, et que les jouets vivants dont ils s'amusent, qu'ils mutilent, qu'ils torturent, qu'ils brisent, qu'ils tuent, leur sont remplacés au fur et à mesure : plus ils en détruisent, plus ils en retrouvent!

Je pourrais multiplier à l'infini les expériences d'empoisonnement et montrer que partout les résultats sont ceux — vérité de M. de La Palice — qu'ont gravement enregistrés MM. J. Simon, Bochefontaine et d'autres : c'est que les animaux auxquels on a injecté ou fait ingérer de certaines doses de substances toxiques meurent. Mieux

(1) *Comptes rendus de la Société de Biologie*, 1883, p. 80.

vaut montrer pourquoi, forcément, elles ne prouvent rien, ni ne peuvent rien prouver pour l'homme.

Les effets produits par un même poison sur divers animaux de la même espèce, et plus encore sur des animaux appartenant à des espèces différentes, sont loin d'être identiques. Or, si les animaux de même espèce ou d'espèces différentes se comportent si diversement vis-à-vis d'un même poison, comment veut-on, des effets obtenus sur eux, conclure à ceux qu'on obtiendrait sur l'homme? C'est l'inconnu ; et bien hardi, bien coupable serait celui qui oserait le faire ! Mais voici les faits :

Et d'abord l'opium et la morphine. Si ces poisons ont un effet narcotique sur le pigeon, cet effet, en tout cas, est très minime : c'est ce qui ressort des expériences de Weir-Michell. Il en est de même en ce qui concerne les poules et les oies.

Pour produire *la mort* de ces oiseaux, il faut leur donner l'opium et la morphine *en doses extraordinairement fortes*. Ringer dit même que c'est à peine si les canards, les pigeons et les poules peuvent être tués avec l'opium. Ce qui est certain, c'est que le pigeon peut en absorber, sans en éprouver aucun mal, une dose qui suffirait pour endormir du sommeil éternel l'homme le plus robuste.

Pour la morphine, Lauder-Brunton en donna une fois trois décigrammes à un pigeon pour le tuer. La température, d'abord, s'abaissa considérablement, puis, de nouveau s'éleva. Au moment de la mort de l'oiseau, elle était de 111 degrés Fahrenheit.

L'action de la morphine, comme de l'opium, sur les cobayes se manifeste par de la somnolence, de l'anesthésie, de la stupeur. Parfois on remarque une augmentation de l'excitabilité réflexe, mais dans des limites, en général, assez restreintes. Quant à la température propre de l'animal, sous l'influence de ces deux poisons elle subit une diminution : diminution d'autant plus rapide et plus forte que la température ambiante est plus basse. D'où l'auteur à qui l'on doit ces observations, conclut que « *la chaleur rayonnante* (wärmeabgabe) *des animaux empoisonnés augmente* » dans ce cas. Que si la température ambiante est chaude, de quelques degrés seulement inférieure à celle propre de l'animal, dans ces conditions la température du corps des cobayes empoisonnés augmente, ainsi que ferait celle d'animaux non empoisonnés.

Les pigeons ne se comportent pas tout à fait de même. Que le milieu ambiant soit à une température inférieure de peu ou de beaucoup à celle des animaux empoisonnés, le corps de ceux-ci subit invariablement un abaissement thermique : *ce qui fait croire* « *à une production calorique diminuée* » sous l'influence du poison (1).

Les lapins et les pigeons grignotent impunément des quantités quelconques de belladone. Les chevaux et les singes en peuvent consommer de grandes doses. On sait l'effet qu'elle produit sur l'homme.

Le persil est un poison mortel pour le perroquet. En revanche, les souris, les brebis, les chèvres, les chevaux mangent sans aucun danger la ciguë, qui nous tue.

Les lapins n'ont rien à craindre du seigle ergoté ; les chiens ne résistent pas aux doses les plus minimes. Ils supportent par contre, ainsi que les chevaux, de grandes doses d'antimoine, comme aussi de mercuriaux.

Pour ce qui est de la strychnine, on en peut donner aux poules des doses dix fois plus fortes qu'aux autres oiseaux. Les singes et les cobayes peuvent aussi en absorber de grandes quantités (2).

Prenons l'hyoscyamine, alcaloïde contenu dans les diverses parties de la jusquiame noire. Son effet est tout autre sur l'homme et sur les diverses espèces animales.

(1) *Beiträge zur Physiol.*, von Car Ludwig, 1887, p. 150-160.
(2) *Kurze Anleitung zur Gewinnung eines Standpunktes in der Vivisectionsfrage*, von D^r méd. et phil. E. Grysanowski, p. 12.

Tandis que, pour celui-là, *un milligramme* peut être considéré comme une dose maxima qu'il serait dangereux de dépasser — il surviendrait tout aussitôt de très graves symptômes d'empoisonnement, — les chiens et les chats peuvent absorber, sans en mourir, des doses de *un à trois décigrammes*, c'est-à-dire cent et trois cents fois plus (Kobert, Observations personnelles).

Il en est de même de l'atropine. Même de très fortes doses sont sans danger pour certains animaux. Ainsi, à un chien du poids de 25 kilos on a donné une fois, en l'espace de six heures, *un gramme entier* d'atropine sulfurique, *atropinum sulfuricum*, et il n'en est pas mort. La dose maxima pour l'homme est de *un à deux milligrammes* (1).

Le terrible poison dans lequel les Touaregs trempent leurs flèches se tire des graines d'une plante nommée *falezlez*. Pour peu que l'homme en goûte, il s'expose à la mort par la folie furieuse. Les gazelles, cependant, les chèvres et les brebis mangent le falezlez sans danger, tandis que, moins heureux, les bœufs, les vaches, les chevaux et les chameaux en meurent.

Ajoutons : 1° que, chez les grenouilles, l'opium produit le tétanos; 2° que l'action de la digitale n'est pas la même sur le cœur de la grenouille et sur le cœur de l'homme; 3° que l'homme n'a rien à redouter de la piqûre empoisonnée de la mouche tsé-tsé, d'Afrique, tandis que le bœuf s'en affole et en meurt; 4° que les porcs — omnivores comme l'homme — résistent à presque tous les poisons; 5° que le crapaud commun peut même, assure-t-on, avaler de l'acide prussique, dont une goutte suffit pour nous foudroyer; 6° que des doses égales de solutions également fraîches de curare, d'une seule et même qualité, sont parfois *efficaces sur une grenouille, inefficaces sur une autre* (Dubois-Raymond, *Archiv für Phys.*, année 1887,

---

(1) *Thier. und Menschenfreund,* 1889, p. 15.

p. 139); 7° que, chez les animaux, l'individualité joue souvent un rôle considérable vis-à-vis des influences toxiques. C'est ainsi que de trois jeunes salamandres mises dans une solution d'arséniate de potasse, de 1 pour 1.000, l'une mourut au bout de trois jours, tandis que les deux autres vécurent de longues semaines en bonne santé (1).

M. Mosso (Turin), à propos de ses expériences sur le venin des vipères, observe que tout en donnant ce venin à doses égales, il n'en est pas moins à constater des différences très considérables, tant chez les lapins que chez les chiens. Souvent, les animaux expiraient dans de violentes convulsions; d'autres fois, au contraire, sans qu'il fût possible d'en savoir la cause, ils n'avaient pas de convulsions, ou, tout au plus, de légers mouvements épileptiques aux extrémités.

Il avait remarqué la même inconstance dans l'action du venin des murénides, *et croit qu'il y a là des causes individuelles* (2).

Et maintenant prétendra-t-on encore que les expériences toxicologiques, faites sur les animaux vivants, ont pour but et pour effet d'éviter celles qu'il faudrait, sans elles, faire directement sur l'homme? Qui ne voit, au contraire, que loin de pouvoir nous être d'aucun secours, ces expériences offrent bien plutôt des dangers qu'il serait oiseux et superflu de vouloir dissimuler, à moins que, dans la pratique médicale, on ne les tienne, purement et simplement, pour nulles et non avenues. De deux choses l'une, en effet : ou bien on tire de ces expériences des conséquences qu'on essaie d'appliquer à l'homme, et, dans ce cas, bien des accidents mortels ont dû survenir; ou l'on n'en tire pas ces conséquences, et alors elles sont inutiles. De l'une ou de l'autre manière, l'homme — cela

(1) Lœw. *Pfluger's Archiv*, t. XL, p. 443.
(2) *Thier. und Menschenfreund*, p. 52, 1889.

n'est pas douteux — malgré les légions d'animaux vivants jetés chaque année au minotaure de la physiologie expérimentale, *l'homme est et demeure matière à expérimentation.*

Impossible, étant donné les actions si diverses exercées par un même poison sur des animaux différents, d'utiliser les observations faites pour d'autres espèces — encore moins pour l'homme — que celles qui ont fourni les sujets d'expérience. L'incertitude est la règle. « Malgré de nombreux et consciencieux travaux sur la toxicologie, dit Loew, il est *beaucoup de cas* (**30**) où l'on manque d'une base satisfaisante en ce qui concerne la forme et la nature de l'action du poison. » C'est pour cette raison que des physiologistes comme le Dr Bennett, après avoir vainement cherché la vérité dans cette voie, en sont venus, frappés par l'évidence, à renoncer à des expériences au bout desquelles ne se trouve que l'illusion ou l'erreur. « Le résultat de ces recherches, dit-il — *six cent dix-neuf expériences* faites sur un grand nombre de poisons — FUT SI PEU SATISFAISANT qu'elles furent abandonnées. »

Je ne prétends pas ici faire des phrases pour apitoyer, soit sur le sort des animaux, soit sur celui de l'homme. Il s'agit de faits, rien que de faits, de faits toujours. Les poisons, aussi nombreux que divers, dont on use et dont on abuse en médecine sont la meilleure preuve du danger que je signale. Qu'on lise, ou qu'on relise, ce que je dis ailleurs des divers poisons qu'on fait prendre aux diabétiques, et des aveux faits par des hommes de grande valeur, membres de l'Académie de Médecine, qui les prescrivent ou les proscrivent. Qu'on veuille bien tenir compte aussi de ce qui suit, et l'on se convaincra que je n'exagère rien, que j'atténue plutôt.

Dans un certain nombre de maladies on ordonne l'acide salicylique (**31**). Or, il est établi, par l'observation médicale — *c'est-à-dire par des expériences faites sur l'homme*

— que des doses faibles, mais journalières et prolongées, d'acide salicylique peuvent déterminer *des troubles notables* de la santé chez certains sujets impressionnables à ce médicament, chez les personnes âgées, chez celles qui n'ont pas l'intégrité parfaite de l'appareil urinaire ou des fonctions digestives (1).

On connaît le curare; on sait qu'il paralyse entièrement les mouvements des êtres auxquels on l'injecte. Or, ce poison si redoutable, on a essayé de l'utiliser dans le traitement de l'épilepsie; *certains médecins prétendent en avoir obtenu de bons résultats; d'autres, au contraire, avouent qu'ils n'ont guère eu à s'en louer.* Sans doute que le poison, en changeant de mains, change aussi de vertu.

MM. Bourneville et Bricou, qui l'ont *expérimenté* sur un certain nombre de malades — vingt et un — sans grand succès, *ne pensent pas « qu'on doive maintenir le curare sur la liste des médicaments utiles dans le traitement de l'épilepsie »* (2).

Encore un exemple. En 1879, un savant allemand, Fahlberg, extrayait, des produits de la houille, un composé chimique, la saccharine, dont la valeur sucrante est deux cent quatre-vingts fois celle du sucre. Le nom scientifique de cette substance est : *acide anhydro-orthosulfamine benzoïque.*

Il était à supposer que le commerce ne tarderait pas à s'en emparer et à remplacer partout le sucre par le nouveau produit. Il importait donc de s'assurer au plus tôt de l'action bonne ou mauvaise que son absorption pouvait exercer sur l'organisme.

Voilà nos savants à l'œuvre : MM. Aducco et Ugolino Mosso arrivent à des conclusions dont voici les principales :
— Les recherches faites sur les chiens démontrent que la saccharine introduite dans l'organisme animal passe dans

(1) *Bulletin de l'Académie de Médecine,* 2ᵉ série, t. XV, p. 590.
(2) *Revue des Sciences médicales,* 1886, p. 245.

les urines sans subir aucune modification; — La saccharine prise pendant une série de jours et à hautes doses
(*jusqu'à 5 grammes à la fois*) ne manifeste aucune action
sur les échanges nutritifs; — *La saccharine est une sub-*
stance parfaitement inoffensive tant pour l'homme que pour
les animaux.

M. le docteur Salkowski élève encore la dose de 5 grammes dont parlent MM. Aducco et Mosso. D'après lui, *un*
homme de force moyenne en pourrait ingérer impunément
jusqu'à 10 *ou même* 20 *grammes dans les vingt-quatre heures,*
— soit une valeur sucrante équivalant à 2ᵏ800 gr. ou
à 5ᵏ 600 gr. de sucre!

La manière de voir de M. le docteur Worms *diffère du*
tout au tout de celle de ses savants confrères. Avec lui, il
n'est plus question de 5 grammes de saccharine impunément ingérés dans l'espace d'un jour, encore moins de dix
ou de vingt : *des doses quotidiennes moindres d'un demi-*
décigramme seraient plus qu'il n'en faudrait pour provoquer
des nausées, de l'inappétence, des maux de tête, des troubles
d'estomac...... Jugez par là de la valeur de toutes ces expériences et observations. Croyez, si vous le pouvez, que
nous avons à nous féliciter de confier le soin de notre
santé et de notre vie à de tels hommes dont les principes
directeurs sont basés sur de telles expériences! Quoi! on
administre la saccharine en doses qui sont les unes aux
autres comme 1 est à 100, à 200, ou même à 400, et
tandis que les moindres de ces doses offrent des inconvénients très graves, les plus fortes se montrent tout à
fait inoffensives! — Avais-je raison de dire que les expériences sur les animaux ne prouvent rien, et d'ajouter
que l'homme lui-même est, d'une manière permanente et
malgré tout, matière à expérimentation journalière?

DE LA RAGE

J'aurais voulu ne rien dire ni des inoculations antirabiques ni de celles qu'on nous prépare contre le choléra...
dans un avenir plus ou moins éloigné... éloigné, espérons-
le. Mais le moyen de se taire complètement sur des questions qui ont fait le tour du monde, soulevant ici des
enthousiasmes irraisonnés, là des résistances invincibles.
Nous allons donc, puisqu'il le faut, essayer de rétablir en
quelques mots la juste mesure des choses, si étrangement
grossies et défigurées par la plus colossale réclame qui se
soit peut-être jamais produite sur le terrain scientifique.

Ces paroles, vraies au moment où elles ont été écrites,
ne le sont peut-être plus aujourd'hui, depuis la merveilleuse (!) découverte, si universellement prônée, et sitôt
retombée dans le néant, qui devait sauver les centaines de
milliers de victimes que la tuberculose fait chaque année.

Qu'est le virus rabique? Au fond, on ne le sait guère.
Et le virus antirabique? On ne le sait pas davantage. L'un,
nous assure-t-on, donne la rage; l'autre, par contre, en
préserve. En est-il ou non ainsi? La question, à ce jour, et
quoi qu'on en ait dit, n'est pas définitivement résolue.
Sans doute, il arrive dans un certain nombre de cas, relativement peu considérables, que des personnes mordues par
des animaux enragés, ou supposés tels, contractent la
maladie appelée rage et meurent. Cela nous le savons.
Mais parmi ceux qui, ayant été mordus, ont ensuite été
se faire soigner à l'Institut antirabique, ne s'en est-il pas
trouvé qui sont morts, et qui, peut-être, si on ne les
avait pas inoculés, auraient vécu indemnes? Autrement
dit, le virus supposé antirabique, aussi atténué qu'on
voudra, ne peut-il pas communiquer la rage? Ici encore,
nous sommes en face d'une incertitude qu'on n'a pas pu
ou qu'on n'a pas osé tirer au clair. Certains faits, toute-

fois, tendraient à donner raison aux contempteurs d'une méthode toute d'empirisme et qui, en d'autres domaines, s'est montrée, non pas seulement inutile, mais très nettement dangereuse.

C'est ce qui faisait dire à M. Colin, d'Alfort : « *Je connaissais les résultats de l'inoculation du virus charbonneux.* Aussi, loin de me sentir rassuré, je m'effraie en songeant à la méthode nouvelle de M. Pasteur, et aux inoculations intensives et précipitées qu'elle comporte..... Tous mes vœux, au point de vue humanitaire, accompagnent les tentatives de M. Pasteur; *mais je regrette d'avoir à ajouter qu'au point de vue de la science, ces tentatives m'obligent à faire des réserves, et qu'elles ne me paraissent pas conduites avec la méthode désirable* ».

Voici comment s'exprimait, d'autre part, la *Commission sanitaire* du gouvernement austro-hongrois, en 1881, au sujet de l'inoculation du bétail d'après la méthode de M. Pasteur : « Nous trouvons bon de signaler ce fait que la mort causée par la pneumonie, par le catarrhe, par le distome, le strongle et par la péricardite, a frappé exclusivement les animaux soumis à l'inoculation. Il suit de là que *l'inoculation Pasteur tend à accélérer l'éclosion de certaines conditions morbides latentes et à hâter l'issue mortelle d'autres affections graves.* »

Les antécédents, on le voit, n'étaient pas très encourageants, encore moins probants, si ce n'est contre la méthode d'inoculation. Or, lorsque l'effet en est tel sur les animaux, il faut, on l'avouera, une présomption ou un orgueil presque surhumains pour oser l'appliquer à l'homme. C'est jouer avec la mort, c'est s'exposer aux accidents les plus graves. C'est, en toute occurrence, aller au hasard, sans savoir ni où ni comment. C'est non pas de la science, mais de l'empirisme à haute dose ; mieux encore : si l'inventeur de la méthode n'était pas un savant de grand mérite — en d'autres domaines — on n'hésiterait pas à dire que c'est du charlatanisme, du charlatanisme poussé au maximum, du charlatanisme criminel.

Cependant on a inoculé des centaines et des milliers d'hommes, de femmes, d'enfants, depuis quelques années. A-t-on réussi, n'a-t-on pas réussi à les préserver de la rage? nous le verrons tout à l'heure. Ce que nous voudrions demander en ce moment, c'est ceci : A-t-on suivi les personnes inoculées, une fois rentrées dans leurs demeures; s'est-on occupé de savoir si elles sont plus que d'autres exposées à de certaines maladies, si la mortalité chez elles est plus grande qu'elle ne l'est pour la généralité des habitants d'un pays? Il valait la peine, certes, étant donné les observations faites sur les animaux, de se poser ces questions, de chercher à les résoudre. Car, ou le mal qui a été la conséquence des inoculations charbonneuses aux animaux s'est produit aussi ensuite des inoculations antirabiques sur l'homme : et, dans ce cas, la méthode est irrévocablement condamnée; — ou il ne s'est pas produit, et alors nous répétons une fois de plus que conclure des animaux à l'homme pour quelque méthode curative ou préventive que ce soit, ce n'est pas faire de la science, c'est simplement compter sur le dieu Hasard. Dans les deux cas, l'enthousiasme public tombait à faux : le savant n'était pas un savant opérant scientifiquement; c'était un empirique, ni plus ni moins. La réclame ni les honneurs, ni la presse, ni le livre, ni les acclamations de la foule, ni les apothéoses ne peuvent rien changer à cet état de choses.

Le point de départ des vaccinations antirabiques était donc absolument chanceux. On n'avait pas de base positive quant aux résultats à obtenir. C'était le fait d'un beau joueur qui risque le tout pour le tout, plus que celui d'un homme de science qui, à l'avance, sait ce qu'il veut, ce qu'il lui est permis d'espérer ou de craindre. Mais une fois entré dans la voie des inoculations, a-t-on au moins suivi une marche uniforme, observé des règles fixes dans l'ap-

plication d'un procédé qui, en lui-même, était si terrible-
ment sujet à caution? Non; de même qu'aux premières
vaccinations on ignorait ce qui en sortirait, ainsi longtemps après on se demandait encore si les inoculations
intensives étaient préférables aux autres, à celles qui n'é-
taient pas intensives, ou inversement. De toute manière,
celles du début s'étaient montrées inefficaces dans un grand
nombre de cas. Tandis que les cent mille voix de la presse,
comme au commandement d'un chef d'orchestre invisible,
trompetaient dans toutes les directions les succès toujours
grandissants des vaccinations antirabiques; tandis que
M. Vulpian disait : « Le traitement préventif de la rage est
d'une efficacité certaine », et que M. Verneuil, renchéris-
sant encore, prétendait : « Sauver un rabique est un miracle
qu'on réalise à volonté dans le quartier du Panthéon », —
pendant ce temps les morts s'ajoutaient aux morts, « la
nécrologie Pasteur » prenait des proportions décidément
inquiétantes : à la fin de 1888, le nombre des victimes de
la rage, malgré, et peut-être à cause de la méthode antirabique, n'était pas moindre de 148.

Passe pour les inoculations intensives! Pour le coup, la
rage était vaincue! Elle l'était si peu que cette fois, presque irrésistiblement, s'imposa la pensée que certains
mordus étaient morts non de leurs morsures, mais des
virus justement qui auraient dû les préserver de tout accident. Que faire? On avait renoncé aux premières inoculations parce que inefficaces; on revint des secondes parce
que dangereuses. A mesure que les semaines, les mois et
les années passaient, l'incertitude augmentait..... Alors,
selon le plus ou le moins de gravité des cas, on employa
tantôt l'une des deux méthodes : celle qui s'était montrée
inefficace, — tantôt l'autre : celle qu'on avait jugée dangereuse, retenant, en fin de compte, deux procédés dont aucun
n'avait réalisé les promesses qu'il avait fait concevoir.

La grande question demeure ouverte : Oui ou non, l'ino-

culation d'un virus atténué peut-elle communiquer la rage?
Le 20 mars 1887, M. le professeur Pajot, un des plus célèbres de la Faculté de Médecine de Paris, adressait à M. le
Dr Lutaud cette lettre : « Comme tous les médecins, je
suis avec le plus vif intérêt *toutes les phases* du traitement
curatif de la rage par la méthode Pasteur.

« Voulez-vous me permettre de dire que je trouve, jusqu'ici, la question absolument mal posée.

« Il importe, en effet, assez peu que M. Pasteur guérisse
ou non de la rage.

« S'il la guérit, nous nous en réjouirons tous et je ne
serai pas le dernier à porter mon obole à la statue qu'on
lui élèvera.

« S'il ne la guérit pas, on continuera à laver et à cauté-
riser les plaies, traitement qui n'est pas à dédaigner.

« Mais la question n'est pas là.

« La question, la vraie question, la seule question est
d'être sûr que la méthode ne peut pas donner la rage à
ceux qui ne l'ont pas, ou qui ne l'auront pas.

« Voilà ce dont il faut être définitivement assuré.

« Et il n'y a rien de plus facile.

« Nous avons toujours, malheureusement, en France et
en Algérie, au moins une douzaine de condamnés à mort.

« Il ne s'agit plus ici de chiens, de lapins et de cobayes.

« Qu'on explique à chacun de ces misérables ce dont il
s'agit; qu'on promette la vie sauve à tous ceux qui sur-
vivront, et, avec leur consentement, qu'on inocule par la
méthode intensive une douzaine de ces hommes, devant
une Commission composée de deux fanatiques et de deux
adversaires de la méthode, qui choisiront, tous quatre,
leur président.

« Procès-verbaux seront dressés des inoculations, de
leur nombre, de la qualité des liquides injectés, et dans un
an la question sera *irrévocablement* résolue.

« Jusque-là, la *méthode intensive* peut être considérée
comme *un péril social possible.*

« Faites, mon cher ami, de cette lettre tout usage qui vous semblera bon. Je ne cherche que la vérité. »

Je ne dirai rien du moyen proposé pour s'assurer de l'innocuité des vaccinations intensives. Il est de ceux qui ne sont plus de notre temps. Mais je retiens, de la lettre, ce fait que *le doute persiste dans les meilleurs esprits*. Plus de trois ans se sont passés depuis les lignes du prof. Pajot, et nous en sommes exactement au même point.

Ceci entendu, revenons à notre question. A croire le bruit qui s'est fait autour de la rage et de la méthode antirabique on dirait vraiment qu'il s'agit d'une de ces terribles épidémies qui, en quelques semaines, dépeuplent une ville, un canton, une province. Il n'en est rien, fort heureusement. « La rage chez l'homme, dit excellemment M. Peter, *est une maladie rare, très rare;* j'en ai vu deux cas en trente-cinq ans de pratique hospitalière et civile, et tous mes collègues des hôpitaux de la ville, comme de la campagne, comptent par *unités* et non par *dizaines* (encore moins par centaines) les cas de rage humaine qu'ils ont observés. »

Cela est parfaitement exact. Il y a même de nombreux médecins qui ne se sont jamais trouvés en face d'un cas de rage. Cela n'a rien d'étonnant. De 1850 à 1872, la statistique officielle donne une moyenne annuelle de trente morts attribuées à la rage, moins de *un* pour *un million* d'habitants.

Si au lieu de la France entière nous nous en tenons à Paris et au département de la Seine nous trouvons : 1880, 4; 1881, 21; 1882, 9; 1883, 4; 1884, 3; 1885, 22; 1886, 3; 1887, 9; 1888, 19; 1889, 6. On voit par là combien est petit le nombre des personnes qui meurent de la rage. On voit aussi que depuis les inoculations les choses n'ont guère changé. Alors pourquoi tous ces dithyrambes? Que signifie le lyrisme avec lequel on chante les triomphes de M. Pasteur!

En 1858, L. Figuier, se demandant comment les théories si peu sûres de Cl. Bernard avaient pu jouir en France d'un si long crédit et être l'objet de si peu d'attaques et de controverses, répondait lui-même ainsi à sa question : « Voici tout le mystère : le savant qui défendait parmi nous cette théorie (la glycogénie du foie) est membre de l'Institut. On ne se fait aucune idée dans le public de l'empire ou plutôt du despotisme absolu qu'exerce aujourd'hui, dans les régions scientifiques, une doctrine établie ou patronnée par l'Académie des Sciences. Cet empire est tel, que ni maîtres ni élèves ne peuvent s'y soustraire, au grand dommage de la science. A celui qui ose se heurter à un tel obstacle, on peut dire avec le poète : *Lasciate ogni speranza* ».

Et à Cl. Bernard, parlant de « ces parasites scientifiques qui, impuissants à rien créer par eux-mêmes, s'accrochent ordinairement aux découvertes des autres pour les attaquer et faire parler d'eux », il répliquait, achevant sa pensée : Il y a heureusement de-ci et de-là « des cœurs fermes qui osent braver les conséquences de cette *Terreur académique* ».

Et aujourd'hui? Dans son *Année Scientifique* de 1889, ce même L. Figuier, parlant du procédé Pasteur pour la guérison de la rage, dit : « Nos lecteurs le connaissent et *six mille guérisons* en ont déjà attesté la valeur ». Vous avez bien lu : *six mille guérisons!* Six mille guérisons en moins de trois ans, quand la moyenne annuelle des morts par la rage était de trente! Je le demande : où est cette belle vaillance dont M. L. Figuier faisait preuve en 1858? Est-ce donc que depuis sa fière protestation *la Terreur académique* aurait encore grandi? Ou bien... On avouera, en tout cas, que de pareilles affirmations dans un livre de science, il y a là de quoi étonner et attrister. Où est le calme, où est le sérieux qui seuls conviennent à la recherche de la vérité? Va-t-on introduire les procédés de la politique dans la science, faire du boulangisme scientifique? Hélas! c'est fait. Je ne rechercherai pas à qui en incombe la responsabilité première. Quel qu'il soit, et il ne serait peut-être pas difficile de découvrir son nom, il est grandement coupable d'avoir fait de la science un tremplin à popularité, pour ne rien dire de plus, de l'avoir fait descendre des régions sereines et pures qui sont son domaine propre.

On ne peut donc pas dire que M. Pasteur prévienne la rage. Tous les chiffres qu'on accumulera pour prouver le contraire viendront échouer devant la petite statistique que j'ai ci-devant donnée. C'est de la fantasmagorie pure et simple, ni plus ni moins.

La guérir, une fois qu'elle est confirmée, il n'en est pas même question.

Quoi donc, sommes-nous désarmés devant ce mal? En Allemagne, sur une population de 49 millions d'habitants, on n'a constaté en 1887 que quatre cas de rage confirmée chez l'homme. On chercherait cependant en vain dans ce pays un Institut Pasteur. D'où vient alors ce petit nombre de victimes? Simplement de l'observation rigoureuse des mesures de police sanitaire. Ce qui fait dire à la *Revue Scientifique* du 30 mars 1889 : « Rien ne serait pourtant plus facile que de supprimer la rage, si l'on savait vouloir ». Et la supprimer, ajouterai-je, sans qu'il soit besoin d'entretenir à grands frais un vaste établissement où on la cultive, où on la crée jour après jour pour mieux l'annihiler! Voilà pour la rage. — Et le choléra?

Le choléra. — Certaines maladies, on le sait, sont particulières à l'espèce humaine; les animaux, quoi qu'on fasse, y demeurent rebelles. Ainsi les savants, mission Pasteur sans Pasteur, envoyés en Egypte pour y étudier le choléra, firent de vains efforts pour communiquer le terrible fléau à des chiens, des singes, des chats, des lapins, des poules, des souris, des rats : pas un n'en subit les effets.

On faisait manger à des poules des fragments d'intestins recueillis, soit immédiatement, soit plusieurs heures après la mort de malades qui avaient succombé au choléra foudroyant, ou simplement dans la période de réaction typhoïde. Elles ingéraient également des selles riziformes récentes, ou conservées soit à l'air, soit dans le vide, soit dans une atmosphère d'acide carbonique. On mêlait à leur nourriture des fragments de ganglions mésentériques de foie, de rate, de reins, de poumons de cholériques, le tout sans que leur santé en parût aucunement souffrir.

Le résultat fut le même avec une dinde, des cailles et des geais.

On essaya ensuite avec des souris, des cobayes, des lapins, des chiens, des chats. Tous se montrèrent rebelles au mal. Que faire? On pensa qu'en irritant le tube digestif de ces animaux par une bonne purgation à l'huile de ricin, on serait plus heureux... Nouvelle désillusion.

Peut-être réussirait-on avec des porcs... En voici quatre. On commence par les purger vigoureusement. Puis on leur fait manger des fragments de foie, de rate, de poumon, de cœur, de rein, d'intestins, avec du sang d'une malade qui a succombé dans la période de réaction typhoïde. Résultat : Rien.

Voici un jeune macaque. On lui fait ingérer de grandes quantités de sang cholérique sans qu'il s'en porte plus mal. Alors on le purge, et quelques heures après que la diarrhée s'est manifestée, on lui introduit dans l'estomac, au moyen d'une sonde œsophagienne, des selles riziformes. Pendant les deux jours qui suivent, l'animal paraît un peu abattu; puis il redevient gai et bien portant. On recommence encore avec le même, après lui avoir permis de manger autant de fruits et de raisins qu'il en voulut prendre... toujours sans succès.

C'était à désespérer. Mais voici une nouvelle invention; on répand sur des fragments de pierre ponce, de craie et de plâtre, des matières cholériques, et l'on fait ingérer le tout à des animaux, dans la pensée que le passage dans l'intestin de ces corps solides ainsi chargés de matières cholériques déterminerait peut-être une irritation qui rendrait la contamination de l'animal plus facile... Même insuccès.

On n'est pas plus heureux avec l'injection, soit sous la peau, soit dans les veines, de quantités considérables de sang cholérique.

Echec sur toute la ligne. Ces messieurs regrettent de n'avoir pu multiplier davantage toutes ces tentatives (1).

On en était là lorsque, vers le milieu de 1888, on entendit tout à coup parler d'un savant russe, M. Gamaleïa (Odessa), qui aurait découvert le vaccin du choléra. Son rapport eut les honneurs de l'Académie des Sciences ; la Commission du prix Bréant — cent mille francs — fut aussitôt mise en mouvement ; la presse emboucha derechef ses trompettes, et... Voyons un peu de quoi il retournait :

Deux des grands principes de la méthode expérimentale sont en cause : celui de la virulence progressive et celui des vaccins chimiques.

On sait que les cultures ordinaires du vibrion cholérique n'ont qu'une virulence minime : ce fait avait été mis hors de doute par les expériences des élèves de M. Pasteur en Egypte. Koch était arrivé au même résultat et en avait conclu que le choléra n'était pas inoculable aux animaux.

Plus heureux que ses prédécesseurs, M. Gamaleïa réussit à douer le vibrion cholérique d'une virulence extrême. Rien de plus facile, d'ailleurs. On n'a qu'à le faire passer, d'abord, sur un cobaye, puis de celui-ci le porter sur un pigeon. La mort ne tarde pas à survenir. Dans le sang de l'animal qui a succombé apparaît le microbe.

Le fait-on passer sur quelques autres pigeons, il acquiert une virulence de plus en plus grande, tellement qu'il suffit

______

(1) *Archives de Physiologie*, 1884, t. I, p. 413-418.

d'une ou deux gouttes du sang des pigeons de passage pour tuer tous les pigeons frais en dix ou douze heures.

Les cobayes succombent aussi à ce virus, même administré en doses moindres. Pigeons et cobayes, tous les animaux appartenant à ces deux espèces périssent, sans exception, des suites de l'infection virulente.

Un pigeon, inoculé deux fois avec une culture ordinaire (non virulente) du choléra, dans les muscles pectoraux et dans la cavité abdominale, est devenu réfractaire à l'infection des virus les plus virulents, le sang des pigeons de passage. Il existe danc une *immunité cholérique*.

Autre chose : qu'on cultive ce virus de passage dans un bouillon nutritif, qu'on chauffe ensuite cette culture le temps nécessaire pour tuer sûrement tous les microbes, vingt minutes environ, à une température de 120 degrés ; dans ce cas, malgré la mort de tous les microbes, on constate qu'il existe dans le bouillon une substance toxique qui détermine les phénomènes caractéristiques du choléra. — Serait-ce donc que ce n'est pas le microbe qui donne le choléra, mais cette substance ?

Ce qui est certain, c'est que quatre centimètres cubes de ce bouillon administrés à un cobaye le font mourir, en vingt à vingt-quatre heures, sans qu'à l'autopsie on puisse apercevoir trace des microbes cholériques.

Les pigeons succombent de la même façon à ce bouillon stérilisé. Toutefois, comme ils sont plus résistants, il leur en faut des doses plus fortes : douze centimètres cubes à la fois. — C'est énorme. J'ignore comment se comporterait l'homme ; mais s'il était aussi résistant, il lui faudrait inoculer, pour un poids de 70 kilogrammes, une dose de virus égale à quelque chose comme 2 kil. 300. Ce qui serait assez joli !

Si, au lieu de donner à un pigeon les douze centimètres cubes d'un coup, on lui en donne huit seulement le premier jour et quatre le lendemain et le surlendemain, alors, bien loin de le tuer, on le rend réfractaire au choléra, si bien que le virus le plus virulent, même à très haute dose, le laisse indemne.

On vaccine de même les cobayes; des doses de deux centimètres cubes, deux ou trois fois répétées, suffisent pour les garantir contre les virus les plus virulents. On possède donc une méthode de vaccination préventive du choléra... pour les pigeons et les cobayes.

Cette méthode, fondée sur les vaccins stériles, présente tous les avantages de la vaccination chimique. On peut mesurer le poison en doses assez minimes pour être inoffensives, mais assez puissantes, additionnées, pour assurer une immunité complète.

En attendant que cette méthode puisse être employée à la vaccination humaine, pigeons et cobayes, mes amis, réjouissez-vous. Lorsque le mal vous menacera, vous n'aurez qu'à recourir aux bons soins de M. Gamaleïa. Il vous sauvera.

Est-ce la peine, pour un tel résultat, de faire un tel bruit? N'avais-je pas bien raison de parler de boulangisme scientifique?

Ce qui est plus sérieux, bien qu'il ne s'agisse pas de virus, ni atténué ni violent, c'est la communication de M. le docteur Yvert. Médecin-major à l'École d'application du génie et de l'artillerie de Fontainebleau, il avait été auparavant envoyé au Tonkin, où le choléra avait fait tant de victimes. La mortalité avant lui n'avait jamais été moindre de 66 p. 100. Il la fit descendre à 9 p. 100 : c'est-à-dire que là où il y avait 66 morts, il n'y en eut plus que 9, soit 7 fois 1/3 en moins.

Le traitement employé? Deux à quatre centigrammes de bichlorure de mercure — sublimé corrosif — par jour.

Le choléra sévissait, terrible. Arrive un groupe de soldats, convalescents de maladies qui les avaient épuisés. Qu'allait-il en advenir? C'étaient des victimes prédestinées du fléau. Déjà l'un d'entre eux présentait les premiers symptômes de la maladie. M. Yvert leur administre à tous, préventivement, son remède. Pas un ne fut atteint.

Il s'agit ici d'hommes, et non de cobayes ni de pigeons. Pourquoi tant de bruit d'un côté, et si peu de l'autre? Le bruit ne fait pas de bien; le bien ne fait pas de bruit.

Qui nous gardera, qui nous guérira du charlatanisme scientifique?

DE LA VIVISECTION. CE QU'ELLE DEVRAIT ÊTRE
SI ELLE DOIT ÊTRE

La physiologie expérimentale existe. Qu'on l'approuve ou qu'on la désapprouve, le fait est là, brutal, indéniable. Dans ces conditions, et en attendant mieux, que sommes-nous en droit de lui demander, que pouvons-nous exiger de ceux qui se livrent à ses pratiques, que doivent-ils vouloir eux-mêmes avec nous ?

1° Aucune expérience sur le vivant ne devrait être tentée, dans un but quelconque, avant qu'on n'ait épuisé, pour atteindre ce but, tous les autres moyens de recherches scientifiques. La question ici n'est pas de savoir si la vivisection peut produire ou a produit des résultats utiles, si elle peut conduire ou a conduit à un certain nombre de découvertes plus ou moins importantes. Admettons un instant, si vous le voulez, qu'on ait, par elle, arraché à la nature quelques-uns de ses secrets : cela autorise ou justifie-t-il, sans plus, toutes les opérations faites en son nom? En aucune manière. Prenons un exemple : Je suppose que nous ignorions, à l'heure présente, le grand fait de la circulation du sang. Irions-nous, comme on l'a fait, viviséquer à tort et à travers pour savoir ce qu'il en faut penser? Le devoir le plus élémentaire serait, avant toutes choses, d'utiliser, sans en oublier un seul, tous les autres modes d'observation qui sont à notre disposition. Cela est de toute évidence. Le résultat ne le serait pas moins : un quart d'heure d'examen au microscope d'une patte de grenouille ou d'une oreille de lapin nous en apprendrait plus là-dessus que des centaines d'expériences. Or, ce qui est vrai pour le point particulier ci-indiqué doit l'être, l'est certainement pour beaucoup d'autres.

Nos vivisecteurs se conforment-ils au précepte qu'en tout état de cause nous voudrions faire triompher? Pas le moins du monde. Ils vont taillant dans le vif, brûlant, gelant, affamant, déchirant avec une insouciance, une inconscience, dirais-je presque, et une sérénité qui stupéfient. Rien ne les arrête.....

Le Dr prof. Eulenburg écrivait dans la revue : *Die Gegenwart* (19 avril 1879) : « On peut distinguer, dans la vivisection, des applications abusives, tant sous le rapport de la qualité que sous celui de la quantité. Aux premières appartiennent les expériences sans critique sur des choses qui n'ont pas le moins du monde besoin d'une pareille manipulation, et dont on ne peut rien, ou autant dire, rien attendre. Certains adeptes fervents de la science semblent considérer les mots « expérimental » et « exact » comme ayant une même signification, et s'imaginent ne pouvoir résoudre la question la plus indifférente qui leur monte au cerveau que par le massacre en masse des grenouilles, des lapins, — et même des chiens.... Pour ne pas être accusé d'une lâche réserve et d'une complicité morale j'ajouterai, comme étant mon opinion subjective, qu'il y a des expériences et qu'il y en a eu qui, *à cause de leur cruauté, sont absolument condamnables et inadmissibles, même si une utilité scientifique ou pratique considérable devait en être le résultat.*

« Sous le rapport de la quantité, on peut abuser de la vivisection, et on en abuse indubitablement, en ce que les mêmes expériences douloureuses, mutilatrices, mortelles sont répétées sur les animaux plus souvent qu'il ne serait nécessaire. »

Les questions que je posais tout à l'heure, M. Lawson-Tait, avec sa haute autorité scientifique, se les est posées aussi : « Si la vivisection *a été* nécessaire pour des recherches élémentaires aux temps primitifs, est-elle nécessaire encore maintenant que nous possédons des méthodes si belles et d'un développement si rapide dans cent autres directions ? Avons-nous complètement épuisé toutes les autres méthodes, contre lesquelles on ne peut élever aucune objection ? » Et il ajoute qne dans tous les cas à sa connaissance, les réponses qui ont été données à ces questions l'ont été « *au désavantage complet des prétentions vivisectionnistes* ».

Donc, sur ce premier point, la vivisection, même en la supposant légitime en soi (**32**), *est coupable, et grandement coupable.*

2° Nous ne sommes pas moins fondés, je pense, à demander aux observateurs qu'avant de commencer une expérience ils sachent bien exactement ce qu'ils veulent faire, le but qu'ils se proposent, les moyens à employer pour l'atteindre, de manière à éviter tout à coup, toute surprise dans le cours de l'observation. Venir au laboratoire comme on va à l'atelier, sans plan défini, sans avoir fixé à l'avance la marche à suivre dans l'expérience, ce serait plus que de la légèreté, plus que de l'étourderie : ce serait de l'indifférence féroce et impitoyable pour les souffrances des êtres qu'on va torturer et immoler à l'idole scientifique.

Or, que se passe-t-il au fond « des chambres de torture de la science ? » On expérimente, on expérimente beaucoup, on expérimente à satiété, à propos de tout et à propos de rien. « Mais ces expériences sont-elles conduites d'après des règles rationnelles ? Les résultats obtenus sont-ils rigoureusement interprétés d'après une détermination exacte des conditions expérimentales réalisées ? Nous croyons que trop souvent il n'en est pas ainsi (1). »

Qui s'exprime ainsi ? Cl. Bernard, « la physiologie faite homme ». On peut donc l'en croire, et nous l'en croyons volontiers. Mais s'il trouve que chez les autres, les choses ne se passent pas assez sérieusement, ceux-ci, de leur côté, estiment qu'il mettait, lui, Cl. Bernard, une singulière négligence dans ses vivisections publiques. C'est le reproche que lui fait, entre autres, Heidenhain, qui l'accuse d'avoir essayé « souvent, devant ses auditeurs, des expériences non encore faites, incertain du résultat à obtenir ».

Heidenhain profite de l'occasion pour nous vanter l'Allemagne — il est allemand — où nulle part, à sa connaissance du moins, on ne pratique de cette manière dont l'inutilité saute aux yeux. « L'explication du maître précède l'expérience, afin que l'auditeur non exercé à la constatation des faits concentre, dès le commencement, son attention sur les points importants. L'expérience doit être si consciencieusement préparée (33) qu'elle n'échoue jamais. C'est alors seulement qu'elle atteint son but : ouvrir l'intelligence et l'instruire. Autrement, elle n'est plus qu'un répréhensible enfantillage (2). »

Cl. Bernard trouve à redire aux expériences des autres ; ceux-ci élèvent contre les siennes des objections très graves ; cela signifie, si je ne me trompe pas, que d'un côté comme de l'autre les choses sont loin de se passer comme elles le devraient. C'est-à-dire que la vivisection n'est pas moins coupable sur ce deuxième point que sur le premier.

3° Serait-ce une prétention exorbitante de notre part de formuler le vœu, très catégorique, que l'on n'expérimentât

(1) Cl. Bernard. *Physiologie opératoire*, p. 5.
(2) Heidenhain. *Die Vivisection*, p. 53.

plus pour la solution des questions déjà résolues? On ne le pensera pas. L'intérêt de la science et celui de l'humanité parlent, en cette occurrence, exactement le même langage. « C'est un devoir, disait Ch. Bell, d'éviter la répétition inutile des expériences. » C'était d'un homme de cœur. Mais les autres physiologistes ?

On a fait à différentes reprises, dans ces dernières années, l'observation que des coliques provenant de calculs dans la vésicule biliaire guérissaient d'une manière étonnamment rapide sous l'action de fortes doses d'huile d'olive. C'était un fait avéré, répété, certain. Dès lors quel besoin y avait-il de faire des expériences à ce sujet? La vivisection n'avait été pour rien dans la découverte. On s'était passé de son concours. Nos physiologistes ne l'entendirent pas ainsi. Incapables de trouver le remède, ils voulurent au moins voir s'il serait corroboré par l'observation sur les animaux. Et voilà M. le Dr Siegfried Rosenberg (Berlin) à l'œuvre, en attendant que d'autres le suivent (1).

Les aliments et les boissons pris trop chauds nuisent à la santé. On le savait. Un vivisecteur a trouvé ingénieux de verser dans l'estomac d'animaux servant à ses expériences de l'eau chauffée jusqu'à cent degrés et plus.

Les exemples sont nombreux qui prouvent que toujours et partout la vivisection, même si on la suppose légitime, donne lieu à des abus criants qui se renouvellent chaque jour, en cent lieux divers. Tous les abus sont condamnables. A *fortiori* ceux-ci le sont-ils, avec leur cortège de souffrances, de tortures atroces et infinies.

Après ces quelques mots dits à propos de ce que la vivisection devrait être, si elle doit être, je dirai sans réticence ni réserve d'aucune sorte : Mais la vivisection ne doit pas être. Elle ne doit pas être parce qu'elle est une entrave perpétuelle aux progrès de la science; elle ne doit

(1) *Pfluger's Archiv*, 1889, t. XLVI, p. 334.

pas être parce qu'elle est une menace constante pour l'homme ; elle ne doit pas être parce qu'elle est en opposition directe avec la morale.

Nous aurons ainsi à examiner la question *au triple point de vue scientifique, humanitaire et moral.*

LA VIVISECTION AU POINT DE VUE SCIENTIFIQUE

« Réduite à elle-même, dit Cl. Bernard, la vivisection n'aurait qu'une portée restreinte et pourrait même, dans certains cas, nous induire en erreur sur le véritable rôle des organes. Par ces réserves je ne nie pas l'utilité ni même la nécessité absolue de la vivisection dans l'étude des phénomènes de la vie; je la déclare seulement insuffisante. En effet, nos instruments de vivisection sont tellement grossiers et nos sens si imparfaits que nous ne pouvons atteindre dans l'organisme que des parties grossières et complexes (1). »

Ces paroles de Cl. Bernard sont graves. Pour qu'un homme qui, d'autre part, a fait de la physiologie expérimentale l'étude presque exclusive de sa vie, qui l'a encouragée, qui l'a prônée, qui, sans se lasser, en a propagé les pratiques, pour qu'un homme comme lui avoue que, « réduite à elle-même, elle n'aurait qu'une portée restreinte », « pourrait même nous induire en erreur sur le véritable rôle des organes », il faut que le fait soit doublement vrai. Joignant ce témoignage à plusieurs autres analogues que nous avons cités dans le cours de ce travail et, surtout, le joignant à cette contradiction perpétuelle qui ressort de toutes les observations physiologiques — cette

(1) Cl. Bernard. *Introduction à l'Étude de la Médecine expérimentale,* p. 173.

étude le prouve surabondamment — nous pourrions dès à présent dire que la vivisection n'est pas une méthode scientifique, qu'elle n'aide pas à la découverte de la vérité, qu'elle ne hâte pas la solution des problèmes posés. Son effet est tout autre. Elle remet en question, chaque jour, ce qui la veille paraissait hors de conteste. Elle crée et perpétue les théories multiples et adverses ; elle oblige incessamment à la reprise des mêmes expériences ; elle vole à la science vraie le temps, le talent ou le génie de ceux d'entre les savants qui y consacrent leur vie.

« Ne voyons nous pas, disait le docteur Roche, membre de l'Académie de Médecine, ne voyons-nous pas tous les jours les *résultats certains* des vivisections de la veille démentis par les *résultats incontestables* du lendemain ? Oui, à de rares exceptions près, les expérimentations conduisent *à des résultats fallacieux, remplissent l'esprit de doute, sèment le champ de la science de négations et de ruines, sont incapables* SEULES *de rien édifier.* »

Et Ferrier lui-même ne remarquait-il pas que « quiconque a étudié attentivement les résultats des travaux des nombreux investigateurs dans ce champ de recherches ne peut manquer d'être frappé *du défaut d'harmonie et même des contradictions formelles* (34) auxquelles semblent avoir abouti, en différentes mains, les mêmes expériences et les mêmes faits » ? — « *La confusion,* ajoutait Ch. Bell, *est le plus saillant résultat de la vivisection ;* elle constitue pour la science *un état d'anomalie des plus dangereux.* »

Évidemment, des faits que nous avons rapportés, des citations que nous avons faites se dégage déjà, presque invinciblement, la conclusion que la vivisection est une erreur comme méthode d'investigation, qu'elle ne répond pas à son but, qu'elle doit, par conséquent, être proscrite du champ de la science. Cependant ne nous contentons pas d'un triomphe trop facile. Allons plus avant : voyons encore.

Sans vouloir nier des faits et des opinions qui sont indéniables, nos vivisecteurs néanmoins persistent à soutenir que les vivisections sont utiles, qu'elles sont nécessaires ; que, sans elles, il n'y a ni science ni médecine scientifique ; que, malgré les apparences, nous lui devons des progrès et des découvertes de première importance, tant pour la science elle-même que pour l'art de guérir.

L'un — *Science libre*, du 21 novembre 1886 — dira : « Les services que la vivisection a rendus à la physiologie se comptent par centaines. Faut-il rappeler les découvertes de Spallanzani, sur la respiration ; de Lawer, sur la transfusion du sang ; d'Aselli et de Pecquet, sur le canal thoracique ; de Tiedeman et Gmelin, sur la digestion ; de Blondlot, sur les fonctions du foie ; de Flourens, sur la nutrition des os et les fonctions de l'encéphale ; de Legallois, sur la moelle épinière et le bulbe rachidien ; de Brachet, sur le système ganglionnaire ; de Leuret et Lassaigne, sur le suc gastrique ; de Moquin-Tandon, sur l'irritabilité et la sensibilité ; de Prochaska et de Marshall-Hall, sur les mouvements réflexes ; de Charles Bell, de Magendie, de Müller, sur la distinction des racines nerveuses, du mouvement et du sentiment ; de Graaf, sur la génération ; de Duhamel, sur les fonctions du périoste ; de Cl. Bernard, sur les fonctions du pancréas et l'usage du suc pancréatique ; de G. Colin, sur la muqueuse digestive ; etc., etc. ? Faut-il rappeler encore les travaux plus récents sur les virus de MM. Chauveau, Toussaint, Galtier, etc. ? »

L'autre — M. Sampson Gangee, dans un travail spécial — fait remonter aux vivisections : le traitement des lésions de la tête et la théorie du contre-coup ; l'amputation de la cuisse ; la ponction thoracique ou paracenthèse ; la ténotomie sous-cutanée ; le traitement des anévrismes, la ligature et la torsion des artères, la transfusion, la chirurgie abdominale, les fonctions du périoste ; l'écraseur ; la recherche des poisons.

Un troisième — Heidenhain — nous assure que c'est

grâce à la vivisection que nous connaissons les fonctions des nerfs, l'endroit où ils commencent, le trajet qu'ils parcourent, le point où ils aboutissent : de là, dans les maladies des nerfs, la possibilité d'un diagnostic exact et celle d'un traitement approprié. — C'est à elle encore que nous devons la connaissance de l'action des nerfs sur les glandes salivaires, comme celle de l'influence de l'atropine sur les nerfs salivaires qu'elle rend inactifs. — Elle nous a appris que la belladone est l'antidote de l'agaric rouge; comment on guérit certaines crampes, certaines formes de migraine, certaines formes de diabète; la transfusion du sang, possible seulement d'homme à homme et non d'animal à homme, lui est due, comme aussi la manière d'opérer dans les maladies des reins, pour les fistules gastriques, dans les tumeurs du larynx. C'est par elle encore que nous pouvons nous garder contre la trichinose, contre le ténia, contre les bactéries.

Voilà, certes, bien des richesses! On se demande comment Cl. Bernard, en présence d'une telle surabondance de biens, a pu dire que *les mains des vivisecteurs étaient vides*. Mais, à en croire nos trois champions, elles seraient pleines à déborder! Est-ce donc que Cl. Bernard ignorait ces choses que les autres font sonner si haut? Évidemment non. Il savait trop bien. Il savait que ni théoriquement ni pratiquement la vivisection n'était pour rien dans ces progrès, en tant que progrès il y a : beaucoup des points, en effet, qu'on nous donne comme résolus sont en discussion. Et ce qui montre bien, du reste, qu'il ne faut pas chercher la physiologie expérimentale en tout cela, c'est que nos trois auteurs ne sont pas du tout d'accord entre eux. L'un ne donne pas les mêmes faits que l'autre, et cette nouvelle contradiction suffirait à elle seule à exciter notre méfiance. Mais nous avons mieux pour réduire au minimum tout ce grand étalage de science et de bienfaits : une étude des plus intéressantes de M. Lawson-

Tait qui, reprenant point par point la thèse de M. S. Gangee, la démontre fausse d'un bout à l'autre. Or, qu'on ne l'oublie pas, M. Lawson-Tait est un des plus éminents chirurgiens qui existent, un de ceux auxquels la chirurgie doit particulièrement, en bonne partie, les étonnants progrès faits ces dernières années en chirurgie abdominale. Une de ses observations est ici à sa place : « *Je déclare sans hésitation que j'ai été induit en erreur continuellement par les résultats publiés d'expériences sur les animaux, de sorte que je les ai entièrement mis de côté* ».

Et cette autre : « *L'histoire du développement de notre connaissance de la formation et de la croissance des os montre combien fallacieuses sont les conclusions basées sur des expériences de vivisection* (1) ».

On voit comme se rapetissent sous l'examen, par les paroles de Cl. Bernard, par les contradictions de nos trois champions, par l'étude historique de Lawson-Tait, par les doutes qui planent encore sur un certain nombre de questions qu'on affirme résolues, — combien se rapetissent et se diminuent tous ces grands progrès si bénévolement attribués à la vivisection. Si nous ajoutons la protestation de Ch. Bell, il n'en restera plus guère. Dans son ouvrage : *The nervous system of the human body*, il dit : « *Les expériences n'ont jamais conduit à des découvertes*, et un coup d'œil sur les travaux les plus récents de la physiologie nous montre que *la vivisection a perpétré plus d'erreurs qu'elle n'a confirmé de vérités* trouvées par d'autres voies. Un critique étranger voit dans mes découvertes une nouvelle preuve de la valeur de l'expérimentation animale; *elles sont*, au contraire, *des déductions de données anatomiques.* Sans doute j'ai dû, moi aussi, expérimenter; mais loin que ce fût pour m'éclairer moi-même, ce fut seulement pour convaincre ceux qui affectaient de s'opposer à l'élo-

(1) Lawson-Tait. *De l'inutilité de l'expérimentation sur les animaux*, p. 21-22.

quence de mes arguments anatomiques. Que cela me serve d'excuse ! »

« *Je ne puis croire*, dit-il encore ailleurs, *que ceux qui se rendent coupables de nombreuses cruautés possèdent les aptitudes intellectuelles requises pour la découverte et l'appréciation des lois naturelles* (1). »

Sir W. Fergusson, « le chef reconnu de la profession médicale, l'opérateur le plus habile, l'un de nos plus grands anatomistes, celui qui avait la clientèle la plus étendue, le professeur le plus écouté, l'auteur de l'ouvrage de chirurgie le plus renommé », Sir W. Fergusson ne croyait pas à la vivisection. « D'après son opinion, partagée par Lawson-Tait, *jamais rien n'avait été acquis, en chirurgie, par des expériences sur les animaux.* »

Remarquerai-je encore que Rokitansky, le célèbre professeur de Vienne, dont les découvertes pathologiques ont fait époque, ne les attribuait pas à la vivisection, contre laquelle il avait une répugnance invincible, mais à ses réflexions et à ses observations sur le très grand nombre de cadavres qu'il avait disséqués ? Que d'autres, et non des moins éminents — Tiedeman, par exemple, qu'on nous présentait tout à l'heure comme ayant dû à ses vivisections d'importantes découvertes — renoncèrent à la physiologie expérimentale, justement parce qu'ils avaient reconnu que la science n'avait rien à en attendre !

Allons plus loin. On nous avait assuré que Harvey avait dû la connaissance de la circulation du sang à ses vivisections. Or, ce qu'il en savait était connu avant lui. De plus les Drs Acland et Lauder-Brunton contestent qu'il fût redevable de ce qu'il avait appris à ses expériences sur les animaux. — Ce qui est vrai, c'est que la circulation ne fut définitivement mise hors de doute que du jour où Malpighi examina au microscope le poumon d'une gre-

(1) A. Pichot. *The Life and Labours of Sir Ch. Bell.*

nouille, « expérience vivisectrice qui eût été avantageusement remplacée par l'examen du tissu d'une de ses pattes au microscope » (1).

On nous a parlé du trépan. Or, de 1804 à 1865, on a recueilli cinquante cas de l'application du trépan au traitement de l'épilepsie dans les cas de lésion du crâne. Quarante-quatre opérés survécurent; les résultats étaient satisfaisants pour trente-neuf. La vivisection n'y était pour rien. — Depuis sont intervenues les expériences de vivisection de Ferrier, — à partir de 1873. Quels sont les grands avantages que l'homme en a recueillis ? « *Les résultats du trépan dans les cas d'épilepsie publiés dans la suite — depuis 1865 et les expériences de Ferrier — ne sont pas aussi bons que ceux publiés par le D*r *Russell* (1865).

Pour ce qui est de la transfusion du sang, Heidenhain est d'une évidente mauvaise foi quand, y faisant intervenir la vivisection, il dit que « de *nombreuses vivisections* — les deux mots sont soulignés par lui — nous ont appris que la transfusion du sang d'un animal à l'homme pouvait devenir mortelle ». On avait d'abord choisi — absolument au hasard — le sang de la brebis, qui s'est trouvé le moins dangereux. Celui du chien l'est infiniment plus : *il l'est au suprême degré.* — Je dis que c'est se moquer du monde en parlant ici de vivisection, *à moins qu'on ne veuille parler de vivisection humaine.* C'est bien l'homme, en effet, *qui a servi ici de sujet d'expérience et prouvé — par la mort — que la transfusion du sang d'un animal à l'homme pouvait devenir mortelle.*

Au reste, la transfusion du sang n'est pas une opération nouvelle. Elle remonte très haut dans le temps. Les prêtres-médecins de Syrie, d'Egypte, de Perse la pratiquaient dès les temps les plus anciens. « Les Grecs et les Latins (Ovide) l'ont célébrée dans leurs vers. » Il en est encore question dans le moyen âge et au commencement

(1) **Lawson-Tait,** *op. cit.*

des temps modernes. C'est ainsi, par exemple, que l'année de la découverte de l'Amérique, Innocent VIII prit le sang de deux jeunes hommes qui en moururent, sans profit d'ailleurs pour le pape, qui ne put être sauvé.

Aujourd'hui encore la transfusion du sang échoue plus souvent qu'elle ne réussit. Lawson-Tait l'a vu pratiquer sept fois sans aucune espèce de succès. On lui a demandé à lui-même de l'entreprendre, dans deux cas. Il n'y voulut point consentir, *et les deux malades se portent bien.*

A propos de Jean Guichard Duverney, né en 1648, qui s'occupa principalement du mode d'accroissement et d'ossification des os, Lawson-Tait dit : « Tant qu'il s'en tint à ses opérations cliniques et à ses dissections anatomiques, il arriva à des conclusions justes ; *mais dès qu'il entra dans l'arène vivisectrice, il alla tout de travers* (1). »

Les vivisections de Duhamel, cela ressort de ses propres descriptions, « *furent des causes d'erreur, et sans utilité pour lui* ». Depuis lors, on n'a pas cessé de viviséquer à propos des os et de l'ossification, et l'on n'est pas, par cette voie, sorti des contradictions irréductibles. « Il serait vraiment amusant, dit encore Lawson-Tait, de lire les comptes rendus des recherches de Sue, Bordenave, Délius, Dethleef, Fongeroux, Haller et autres innombrables expérimentateurs, *si la bizarrerie de leurs mutuelles contradictions n'était tristement gâtée par le récit des tortures qu'ils infligèrent en pure perte à des myriades d'animaux.* »

Si l'énigme a été résolue, *c'est par les recherches pathologiques et microscopiques de Godsir, et non par les vivisections* : « le périoste est la matrice et le moule où se forme le nouvel os ; l'agent réel est constitué par la couche de cellules osseuses ». Aussi Godsir *condamne-t-il la vivisection comme inutile, comme induisant en erreur.*

Le Dr Taylor, un des plus grands toxicologistes de ce

(1) Lawson-Tait. *op. cit.*, p. 22-23.

siècle, n'est pas moins absolu. Il reconnaît que « les *expériences qu'il avait faites sur des animaux, avec de la strychnine, étaient, en pratique, sans valeur dans leur application à l'homme* ». Aussi condamne-t-il les expériences de ce genre.

Nous ne sommes pas au bout. Il y a peu de temps encore on considérait comme impossible que les parties divisées, dégénérées, inactives d'un nerf reprissent jamais leur conductibilité, leur vie, mît-on même leurs bouts avivés en contact ensemble. Et qui avait décrété ce dogme? D'une part la vivisection; l'histologie de l'autre. « C'est impossible, disait M. Vulpian au nom de la vivisection, car le bout périphérique du nerf fatalement dégénéré a perdu toute propriété de transmission, *ce que démontrent invariablement les expériences sur les animaux.* » — « C'est impossible, disait, au nom de l'histologie, M. Ranvier, puisque les tubes nerveux, agents de la transmission, ont disparu dans le bout périphérique et qu'on n'y retrouve plus que du tissu fibreux. »

Sur quoi un chirurgien de talent et d'initiative, M. Tillaux, observe avec autant d'ironie que de justesse : « Je m'empresse de m'incliner devant de semblables autorités, mais..... ». Mais voici des faits.

Une jeune ouvrière — 23 ans — occupée à nettoyer des vitres, « se fit à la face antérieure du poignet droit une coupure transversale profonde qui trancha le nerf médian ». La plaie cicatrisée, la malade avait « une paralysie absolue de tous les doigts innervés par le médian ». Impossible, dès lors, de travailler, de gagner sa vie. Après quatre mois d'attente, voyant que la « situation menaçait de s'éterniser », la pauvre femme se rendit à Beaujon, dans le service de M. Tillaux, pour lui demander? oh! un rien : « simplement qu'on lui rendît l'usage de cette main nourricière devenue incapable de tout service ».

La réussite pouvait paraître douteuse. Cependant, l'expérience en elle-même ne présentant aucun danger, M. Tillaux céda aux sollicitations de la malade et fit l'opération. Jugez de son heureuse surprise : « Dès le second jour, la malade accuse des picotements sur la face palmaire de l'index et du médius. Le troisième, une aiguille promenée doucement sur l'index et le médius est sentie. De jour en jour la sensibilité accuse son rétablissement par de nouveaux progrès. En six semaines, la sensibilité et le mouvement sont si bien revenus que Caroline S... — la malade, — à sa grande joie, peut reprendre le travail de broderie à l'aiguille et au crochet, qui constitue son moyen d'existence ».

C'est le premier fait. Le second est plus extraordinaire. Encore à Beaujon, et dans le service de M. Tillaux, se trouvait une femme de vingt-huit ans, affectée de la même infirmité que celle qui venait d'être si heureusement guérie. Elle était entrée à l'hôpital pour une autre cause. Depuis longtemps elle considérait comme incurable sa paralysie qui ne remontait pas à moins de quatorze ans. L'heureux succès, toutefois, qui avait couronné l'opération tentée sur Caroline S... la décida à demander, elle aussi, l'opération. On accéda à son désir. « Le résultat fut exactement le même. Dès le lendemain — notez ceci — la malade s'aperçut que ses doigts n'étaient plus insensibles. En quelques jours, la sensibilité à la douleur, au toucher, à la température était entièrement rétablie. Bref, une guérison complète et rapide. »

Je reviens à la citation de M. Tillaux, interrompue tout à l'heure, et je l'achève : « Mais j'ajoute : quelle que soit la théorie, il est indéniable que mes deux malades ont recouvré la sensibilité. C'est indéniable, parce que ces faits ont été observés publiquement, dans un service d'hôpital, par un grand nombre de personnes compétentes ; parce qu'ils ont été observés et contrôlés plutôt avec une forte prévention, aussi bien de ma part que de celle de mes élèves. Nous n'avons donc pu nous tromper ni être trompés sur la réalité du fait en lui-même ».

Si l'on s'en fût tenu à la vivisection, ces deux malades n'eussent pas été guéries, ni des centaines d'autres qui pourront se trouver dans leur cas. Il est donc vrai qu'ici la physiologie expérimentale, si on l'eût écoutée, aurait porté à l'art et à la science un préjudice des plus graves : elle se fût montrée antiscientifique au premier chef. Aussi applaudissons-nous sans réserve à ces paroles de M. Victor Meunier : « *Encore un cas où la vivisection chirurgicale, instrument de salut, abroge la vivisection expérimentale, instrument de torture, et l'abroge non seulement comme inutile, mais comme trompeuse* (1) ».

Encore un exemple : « Que de chiens n'ont-ils pas sacrifiés, en pure perte, les Magendie, les Malgaigne, les Longet, pour déterminer le rôle de l'épiglotte, du voile du palais, du pharynx et de la langue dans cette fonction mécanique appelée à tort *déglutition* au lieu de glutition ! »

C'est ainsi que s'exprimait, il y a un certain nombre d'années déjà, M. le Dr Moura, un de nos premiers laryngoscopiques. Et à propos de quoi ? « D'une observation confirmative de ses expériences laryngoscopiques *et négatrice du rôle que les vivisecteurs ont attribué à l'épiglotte dans la déglutition.* »

Un gardien de la paix s'était ouvert le pharynx d'un coup de rasoir. Transporté à Beaujon, dans le service du Dr Dolbeau, il put y être examiné à l'aise par M. Moura. Voici ce qu'en dit le *Rappel :*

« Toute la paroi antéro-latérale du pharynx était ouverte. On voyait l'épiglotte au fond de la plaie. On voyait battre aux deux angles de celle-ci les carotides qui semblaient avoir fui. On voyait, pendant les mouvements de la déglutition, la base de la langue s'abaisser pendant que le larynx remontait. Ces mouvements s'opéraient avec facilité. Le malade mangeait et buvait très bien et rien ne sortait par

(1) *Rappel*, 1er juillet 1888.

la plaie. Point de gêne du côté du larynx ou de la respiration. Après les deux premiers jours où la phonation avait été impossible, il avait causé d'abord à voix basse, puis à haute voix. »

« Cette observation a montré, d'une part, que l'épiglotte ne s'abaisse pas sur la glotte, qu'elle ne s'infléchit même pas sur le vestibule, qu'elle reste droite; que les angles de son bord libre se rapprochent de la paroi postérieure du pharynx, s'appliquent contre cette paroi, forment avec elle l'entrée d'un canal où les aliments s'engagent poussés d'abord par une énergique pression de la base de la langue, puis par une sorte de succion ou d'aspiration exercée sur eux par la descente du larynx ou du pharynx. Elle a montré, d'une part, que contrairement à la croyance de tout le monde, les liquides ne passent point sur les côtés de l'épiglotte pas plus que dans les gouttières latérales et qu'ils suivent la même voie que les aliments. Elle a enfin confirmé tous les résultats enregistrés par M. le Dr Moura dans le savant et lucide mémoire publié par lui, en 1867, sous ce titre : *L'Acte de la Déglutition, son Mécanisme* ».

Ainsi, il avait suffi à M. Moura de la simple observation sur l'homme normal *pour voir, et bien voir, le mécanisme de la déglutition*. L'examen du blessé ne servit qu'à vérifier ses conclusions antérieures. Oui, mais M. Moura n'était pas de ces autorités scientifiques qui s'imposent tapageusement. De plus, *il enseignait le contraire de « ce qu'enseignent tous les vivisecteurs »;* ses théories nécessitaient « le remaniement d'un chapitre entier de la physiologie ». Aussi..... aussi rien n'est changé dans la physiologie expérimentale. Un fait est prouvé par l'observation sur l'homme normal et sur l'homme malade. Mais nos physiologistes « *qui ne veulent voir dans l'homme anatomique qu'un chien ou tout autre animal et qui concluent de l'un à l'autre et vice versa* », nos physiologistes continuent à se débattre contre des difficultés qui sont résolues, à viviséquer pour un problème où ils ont été et sont encore induits en erreur. *La vivisec-*

tion est un trompe-l'œil. Ses résultats sont nuls ou anti-scientifiques (1).

Il serait facile d'ajouter à ces faits une longue liste d'autres non moins probants. A quoi bon? Nous en avons dit assez, je crois, pour prouver que, scientifiquement, la vivisection est condamnée. Concluons donc avec Lawson-Tait, auquel j'ai emprunté sans scrupule :

« Plus j'apprends à connaître la question de la vivisection, plus je suis convaincu du verdict qui sera, en fin de compte, rendu sur elle, et par le public et par la Faculté de Médecine.

« Je repousse dès l'abord l'emploi de l'expérimentation sur les animaux vivants comme simple moyen d'instruction: *c'est une pratique absolument inutile et qui devrait être abolie*, SANS AUCUNE RÉSERVE, *par voie législative*. Durant mes propres études, j'ai fait le cours le plus complet à Edimbourg sans avoir jamais assisté à une seule expérience sur un animal vivant. Comme professeur, mon devoir exigeait que je me tinsse constamment au courant des progrès de la physiologie jusqu'à ces quatre dernières années. Or, jusqu'à cette date, *je ne vis jamais la moindre utilité à recourir à la vivisection* comme moyen d'enseignement, et je ne vois aucun motif d'introduire cet usage dans les écoles anglaises, si ce n'est le désir d'imiter l'exemple du Continent par l'introduction d'additions toutes récentes à notre enseignement physiologique. Au Collège de la Trinité, de Dublin, *cet usage a été totalement interdit*, et lors d'une récente visite à cet établissement je n'ai pu découvrir, après un minutieux examen, la moindre raison de croire qu'il en fût résulté quelque désavantage pour l'enseignement ou pour les élèves...

« *La vivisection s'est montrée inutile et erronée; dans l'in-*

(1) *Rappel*, 30 janvier 1889.

térét de la science véritable, on doit mettre fin à cette pratique, et diriger dans des voies meilleures et plus sûres l'énergie et la sagacité des investigateurs scientifiques. Je salue avec satisfaction l'éveil qui se fait dans l'opinion publique sur cette question, et j'ai confiance qu'avant qu'il soit long-temps, le changement d'idée que j'ai dû constater en moi-même s'étendra largement à ceux qui exercent mon utile profession (1). »

Rechercherons-nous les causes profondes, intimes de cette impuissance fondamentale, irrémédiable de la vivi-section à résoudre les problèmes scientifiques qu'elle se propose? Plus d'une fois nous avons dû, en passant, les signaler. Les désordres organiques, en cas de lésions graves, sont de telle nature que les conclusions qu'on pourrait tirer des expériences, si elles ne sont pas fatalement erronées, ne sont pas, du moins, et ne peuvent pas être concor-dantes d'une expérience à l'autre, moins encore d'un expé-rimentateur à l'autre. Moyen de recherches grossier, violent, brutal, qui s'introduit dans l'organisme avec effrac-tion comme un voleur dans une maison bien close, la vivi-section ne peut conduire qu'à des résultats constamment divers. Rien de fixe, rien de stable; des hypothèses et des théories qui s'élèvent et qui tombent, éphémères et rapides : conceptions hâtives qu'une expérience fait éclore et qu'une autre fait évanouir.

Cl. Bernard a beau dire qu' « il n'est pas vrai de consi-dérer l'expérimentation, ainsi que le disait Cuvier, comme troublant les phénomènes vitaux, au point d'en dénaturer les manifestations et d'égarer celui qui cherche à en saisir l'essence », Cl. Bernard se trompe. Les faits prouvent plus et mieux que sa parole; les faits lui donnent tort. Et non seulement les faits : la plupart des observateurs eux-mêmes — les citations que nous avons faites en sont la

<hr>

(1) Lawson-Tait, *op. cit.*, p. 3 et 31-32.

meilleure preuve — reconnaissent, avouent cette difficulté, pour ne pas dire cette impossibilité.

Citons encore un exemple : « Pour étudier les résultats d'une fonction normale et essentielle d'un être organisé, il faut que cet être soit placé dans les conditions, normales aussi, où cette fonction doit s'accomplir, qu'il ne lui soit imposé aucune souffrance, aucune gêne pendant l'expérience. C'est là, je me permets de le dire très haut, *ce qu'on oublie trop fréquemment dans les études physiologiques*. En mettant même de côté tout sentiment de pitié et d'humanité à l'égard de nos inférieurs du règne animal, en ne se préoccupant que de la poursuite de la vérité scientifique, on peut affirmer, sous la forme la plus générale, que les souffrances cruelles, que les tortures qu'on inflige habituellement aux animaux sur lesquels on fait des expériences *faussent tellement la marche de toutes les fonctions organiques, que les conclusions qu'on prétend tirer de semblables recherches ne peuvent être que faussées aussi et dénuées de tout caractère réellement scientifique* » (1).

Ces paroles remarquables gagnent encore en importance parce que l'auteur — homme de très grand mérite — qui a eu fréquemment affaire à des médecins distingués, ajoute un peu plus loin : « *Je n'ai jamais été contredit lorsque je disais que, pour étudier un mécanisme, animé ou inanimé, il ne fallait pas commencer par le mutiler.* »

Faisons suivre ces lignes de celles où Cuvier, par une de ces merveilleuses intuitions du génie qui n'étaient pas rares chez lui, indique, en termes à la fois simples et profonds, comment l'homme pourrait et devrait poursuivre la vérité dont la conquête est son tourment en même temps que son plus beau titre de gloire : « Toutes les parties d'un corps vivant, disait-il, sont liées ; elles ne peuvent agir qu'autant qu'elles agissent ensemble : vouloir en séparer une de la masse, c'est la reporter dans l'ordre des

____

(1) G.-A. Hirn. *La Thermodynamique*, p. 14. Paris, 1887.

substances mortes, c'est en changer entièrement l'essence. Les machines qui font l'objet de nos recherches ne peuvent être démontées sans être détruites; nous ne pouvons connaître ce qui résulterait de l'absence d'un ou de plusieurs rouages, et par conséquent nous ne pouvons savoir quelle est la part que chacun de ces rouages prend à l'effet total. » Et plus loin : « Heureusement, la nature semble nous avoir préparé elle-même des moyens de suppléer à cette impossibilité de faire certaines expériences sur les corps vivants. Elle nous présente dans les différentes classes d'animaux presque toutes les combinaisons possibles d'organes; elle nous les montre réunis deux à deux, trois à trois, et dans toutes les proportions; il n'en est, pour ainsi dire, aucun dont elle n'ait privé quelque classe ou quelque genre, et il suffit de bien examiner les effets produits par ces réunions et ceux qui résultent de ces privations pour en déduire des conclusions très vraisemblables sur la nature et l'usage de chaque organe et de chaque forme d'organe... On peut observer la même marche pour déterminer l'usage des diverses parties d'un organe et pour reconnaître celles qui sont essentielles et les distinguer de celles qui ne sont qu'accessoires. Il suffit de suivre cet organe dans toutes les classes qui l'ont reçu et d'examiner quelles sont les parties qui s'y trouvent toujours, et quel changement opère, dans les fonctions relatives à cet organe, l'absence de celles qui manquent dans certaines classes. »

LA VIVISECTION AU POINT DE VUE HUMANITAIRE

« Il est certain que si les expériences sur les êtres vivants n'avaient pas *pour but et pour résultat* d'être utiles à l'humanité, elles pourraient être taxées de cruauté; mais le physiologiste qui est mû par la pensée de faire une découverte utile à ses semblables ne mérite aucunement ce reproche (1). »

« Il n'est pas un expérimentateur de bonne race qui, dans ses recherches, songe à leur utilité. Et l'on pourrait justement trouver qu'il serait peu généreux et égoïste d'immoler le monde animal dans l'unique but de soulager les souffrances humaines (2). »

« La véritable, la seule raison que nous ayons à donner, c'est que les vivisections font marcher la science (3) (35). »

Quoi donc! la contradiction dans les raisons ou les considérations qui légitimeraient la vivisection non moins que dans ses résultats! Eh oui, de quelque côté qu'on l'aborde, on se trouve en face du même fait, toujours. Au point de vue purement scientifique, comme au point de vue humanitaire, comme à tous les points de vue quelconques, elle est le champ clos où se heurtent dans un cliquetis et un chaos sans fin toutes les opinions, toutes les hypothèses, toutes les théories, les plus diverses, les plus disparates, les plus opposées.

Sans doute elle fait, suivant l'expression de Cl. Bernard, marcher la science, mais comme le tyran son peuple, ou le maître son esclave. L'écureuil marche ou court sans s'arrêter dans sa roue; Ixion est entraîné dans un mouvement incessant; les Danaïdes, sans trêve ni repos, puisent et versent de l'eau; Sisyphe roule éternellement son rocher

(1) *Dictionnaire Larousse.* — Art., *Vivisection,* Magendie.
(2) Heidenhain. *Die Vivisection,* p. 17.
(3) Cl. Bernard. *Physiologie opér.,* p. 74.

vers le sommet de la montagne : c'est de la vie, c'est de l'agitation, c'est de la marche. Mais où est le progrès? Où les résultats et les conséquences utiles? où les œuvres fécondes de ce dur labeur sans cesse renaissant? Où sont les bienfaits, où sont les progrès que nous devons à la vivisection?

Est-il vrai, d'ailleurs, que les résultats certains—à supposer qu'il y en ait—acquis sur et avec les animaux puissent être transportés d'eux à l'homme? M. Charcot répond à cette question de la manière la plus nette et la plus décisive. Il admet—ce qui pour nous demeure douteux—que la vivisection peut fournir, qu' « elle a déjà fourni des renseignements précieux sur les fonctions du cerveau chez le singe, le chien, le lapin, le cobaye, etc. ». Mais il ajoute aussitôt qu' « *elle est incapable de donner* LA MOINDRE NOTION DÉFINITIVE *sur les fonctions du cerveau de l'homme* » (1).

C'est aussi l'avis de M. Tillaux qui, d'autre part, a donné un si fier et si bienfaisant démenti aux prétentions injustifiées autant qu'exorbitantes de la physiologie expérimentale. « Il est un point, dit-il, sur lequel les expériences sur les animaux nous renseignent d'une façon très incomplète : c'est la sensibilité. Comment apprécier sur un animal les divers degrés du phénomène, ses conditions multiples : sensibilité à la douleur, au toucher, à la température? *L'homme seul est capable de fournir à cet égard des notions précises* » (2).

Or ce qui, au dire de MM. Charcot et Tillaux, est vrai du cerveau et du système nerveux en général, ne l'est pas moins des autres organes et appareils du corps humain. Il se comporte différemment que les animaux quant aux substances toxiques; telles maladies lui sont particulières :

(1) Charcot. *Localisations motrices*, 1883, p. 3.
(2) *Rappel*, 1er juillet 1888.

de quelque manière qu'on s'y prenne : inoculation, ingestion ou autrement, les animaux y sont absolument rebelles.
L'inverse existe. Les diverses espèces animales ont leurs
maladies spécifiques dont nous n'avons rien à craindre.
Autre chose, quoi qu'on dise et quelques assimilations
qu'on cherche à établir, autre chose est l'organisme humain,
autre chose l'organisme animal. *Nous n'avons donc rien,
absolument rien à attendre des expériences faites sur nos
inférieurs de la création.*

« Je suis enclin à prétendre qu'en physiologie, en pathologie, pour la pratique de la médecine et de la chirurgie,
*le maintien précisément de cette cruelle méthode de recherches
est un obstacle au progrès réel*; que, si la vivisection était
totalement abandonnée, le résultat serait la recherche et
l'acquisition de moyens de découverte beaucoup meilleurs
et plus certains. Exiger qu'on continue les vivisections
parce que dit-on, elles furent utiles au xviiᵉ siècle, est
tout aussi logique que de demander aux astronomes d'en
revenir à l'appareil incommode au moyen duquel Huyghens
maniait d'abord ses lentilles. »

On répond que parmi les découvertes très utiles faites
par la science contemporaine, il en est une — ceux qui
nous vantaient naguère les bienfaits de la physiologie expérimentale ont oublié de la mentionner — il en est une
au moins qui est due aux vivisections : c'est un antiseptique
fécond : l'acide phénique, qui rend à la médecine et à la
chirurgie les services les plus signalés, les plus éminents.
Mais l'acide phénique vaut-il bien, en réalité, tous les élo-
ges qu'on en fait? Lawson-Tait ne l'emploie plus jamais,
parce que, dit-il, il « a fait beaucoup plus de mal que de bien.
Peut-être eût-il été préférable de n'en avoir jamais entendu parler ».

Lawson-Tait, cependant, est chirurgien, et chirurgien
de premier ordre. Comment donc opère-t-il, s'il n'emploie

(1) Lawson-Tait, *op. cit.*, p. 6.

pas les désinfectants? Les résultats qu'il obtient, les succès qu'il enregistre dans ses opérations sont moindres sans doute que ceux dont ont à se réjouir ceux qui emploient les antiseptiques? Point. M. Lawson-Tait « a réduit la mortalité consécutive aux grandes opérations à un taux plus bas que celui où le pansement listérien l'a fait descendre ». Ce n'est pas ici une parole en l'air, une affirmation sans preuves. « Nous avons naguère, dit M. V. Meunier dans le *Rappel*, constaté ses succès à l'occasion d'un défi entre cet éminent praticien et un de ses collègues qui, sous le toit du même hôpital, en des salles voisines, sur des malades pareils, poursuivirent l'application de leurs méthodes respectives. Les résultats aussi comparables que possible ne tournèrent pas à la confusion de M. Lawson-Tait. Bornons-nous à dire que pour un ensemble de 313 opérations abdominales (ovariotomie, etc.) pratiquées par lui et dont la statistique a été publiée en 1885, la mortalité fut inférieure à 5 pour 100. »

Suit cette petite anecdote : Interrogé avec insistance par un chirurgien allemand des plus célèbres sur ses succès en chirurgie abdominale, M. Lawson-Tait, tout à coup, dans une boutade cruelle et ironique, dit : « Je donne une grande attention à la propreté de mes ongles ». Le savant allemand regarda les siens et disparut. « Je ne sais, observe M. Lawson-Tait, s'il est devenu plus sage, mais il ne pouvait être plus furieux. Depuis, je ne vois plus de visiteurs allemands ; par contre la presse médicale allemande m'honore d'attaques continuelles. »

En France, du reste, quelques-uns de nos premiers opérateurs, M. le Prof. Lefort, M. le Dr Desprez, d'autres encore, s'abstiennent, comme le savant anglais, de pansements antiseptiques. Ils ne s'en trouvent pas plus mal, ni leurs malades non plus : rien ne vaut la propreté, une propreté rigoureuse, une propreté poussée jusqu'à l'excès, si jamais, en ce domaine, il pouvait y avoir excès.

Il y a plus. Les accidents très graves dus à l'acide phéni-que sont plus nombreux qu'on ne pense. C'est ainsi qu'il y a un an fut présentée à la Société de Chirurgie, par M. Ch. Monod, une jeune fille dont le pouce droit, depuis le milieu de la première phalange, n'était plus « qu'une masse sèche, dure comme corne, noire avec reflets brunâtres », et se terminait par une extrémité effilée, ratatinée, « ridée comme un vieux pruneau ». L'auteur du méfait? L'acide phénique. La jeune fille s'étant profondément blessé le pouce, le pharmacien consulté lui avait conseillé, pour son doigt malade, des bains d'une solution phéniquée. — On connaît le résultat.

Il n'est pas, à beaucoup près, unique en son espèce. MM. Lucas-Championnière, Routier, Nicaise et Terrier en rapportent d'autres tout pareils, observés dans des condi-tions semblables. « M. Terrillon déclare avoir vu à l'Ins-titut Pasteur plus de dix morsures de doigt traitées de la même façon et suivies de gangrène. »

Il en est donc de l'acide phénique comme de toutes les prétendues découvertes dues à la vivisection : triomphe d'un jour, le lendemain les montre ou nulles ou dange-reuses. L'acide phénique se remplace de plus en plus par d'autres substances antiputrides : l'acide salicylique, le thy-mol, d'autres encore, qui sont déjà venues ou viendront, à moins que ne se substitue à elles définitivement la mé-thode dont MM. Lefort, Desprez, Lawson-Tait, Granville-Bantock sont les éminents représentants. Il ne s'agit pas avec eux de tuer les microbes pullulant dans l'air, mais de prévenir l'empoisonnement qui pourrait résulter de l'ac-tion des matières organiques restées attachées, soit aux instruments, soit aux mains insuffisamment nettoyés : la propreté, rien que la propreté, il n'en faut pas davantage.

L'acide phénique, d'ailleurs, qui désorganise la matière organique vivante, ne tue pas les germes pestilentiels qu'il est supposé tuer. Comment, en effet, l'emploie-t-on ? Dans des solutions où il entre, le plus souvent : eau, 97 1/2 0/0, et acide phénique, 2 1/2 0/0. Or, Mickulicz a montré que les bactéries peuvent vivre dans une solution au dixième d'acide phénique : à plus forte raison le peuvent-elles dans une solution au 2 1/2 0/0 (1).

Donc, encore un prétendu bienfait non seulement négatif, mais dangereux. Et que d'autres nous y pourrions ajouter! Citons seulement les paroles suivantes à propos de la tuberculose. Le Dr Latham, parlant devant le Collège des Médecins de Londres, dit : « La découverte du bacille de la tuberculose n'a pas été sous tous les rapports un bienfait sans inconvénient, et quand on a voulu traiter des malades de diverses façons par des remèdes antiseptiques, *le résultat a été que ce n'est pas le bacille qui est mort, mais le malade* » (2).

Mais il y a bien autre chose. A mesure qu'on opère sur les animaux et qu'on monte des espèces inférieures vers ceux qui tiennent le haut de l'échelle : le chat, le chien, le cheval, le singe, on est comme poussé par un désir et un besoin invincibles à franchir le dernier degré, à expérimenter sur l'homme.

Est-ce une calomnie, une de ces accusations qu'on invente de toutes pièces pour rendre plus haïssables un homme, une doctrine, une catégorie de citoyens? Plût à Dieu qu'on ne se fût jamais permis aucunes expériences de vivisection sur les malades ! Malheureusement les faits sont là. Nous ne les avons pas imaginés pour les besoins de notre cause; les savants eux-mêmes nous les fournissent. Jeter sur ces crimes le voile du silence ou de l'oubli, ce serait plus qu'une faute : ce serait de la complicité. Nous dirons donc tout ce que nous savons à ce sujet. Il est bon qu'on connaisse ce qui s'abrite sous la physiologie, qu'on sache jusqu'où va la rage de l'expéri-

(1) *Rappel,* 18 mai 1889.
(2) *Temps,* 20 février 1889. Causerie scientifique.

mentation. Peut-être que l'homme — égoïste et indifférent tant qu'il ne s'agit que de la vivisection sur les animaux, — quand il se sentira menacé dans sa propre personne ou dans celle des siens, secouera enfin sa torpeur, voudra voir clair dans ce qui se passe au fond des laboratoires, et faire disparaître, une fois pour toutes, des horreurs qui n'auraient jamais dû être tolérées.

Je me souviendrai toute ma vie de cet aveu d'un étudiant en médecine, me disant : « L'idéal des physiologistes serait un royaume de nègres où ils eussent à leur disposition des sujets à volonté » (36). — « A-t-on le droit, demande Cl. Bernard, de pratiquer des expériences et des vivisections sur l'homme ? Tous les jours le médecin fait des expériences thérapeutiques sur ses malades, et tous les jours le chirurgien pratique des vivisections sur ses opérés. On peut donc expérimenter sur l'homme, mais dans quelles limites ? » — Et plus loin : « Il faut faire les expériences sur les hommes ou sur les animaux. *Or, je trouve que les médecins font déjà trop d'expériences dangereuses sur les hommes avant de les avoir étudiées soigneusement sur les animaux. Je n'admets pas qu'il soit moral d'essayer sur les malades, dans les hôpitaux, des remèdes plus ou moins dangereux ou actifs, sans qu'on les ait préalablement expérimentés sur des chiens;* car je prouverai plus loin que tout ce que l'on obtient chez les animaux peut parfaitement être concluant pour l'homme, quand on sait expérimenter » (1).

Nous avons démontré fausse, archi-fausse la dernière affirmation de Cl. Bernard. Nous retiendrons de notre citation ce fait que, *dans les hôpitaux, sur les malades, on essaie des remèdes* (37) — lisez poisons — *plus ou moins actifs sans en connaître l'effet probable,* comme aussi que *les médecins font trop d'expériences dangereuses sur les hommes.* Première preuve à l'appui de mon dire.

(1) Cl. Bernard. *Introd. à l'Étude de la Médecine expérimentale,* p. 178.

Cl. Bernard conclut que l'on peut, que l'on doit expérimenter sur les hommes. Cl. Bernard a-t-il raison? Il y a des entraînements irrésistibles, fatals, dans lesquels on est malgré soi obligé d'aller jusqu'au bout, pour peu qu'on ait une fois commencé à glisser sur la pente. La vivisection ne serait-elle pas de ce nombre?

Je ne sais plus quel médecin a dit : « La morale des laboratoires et du pavillon d'opérations est aussi celle de la salle d'hôpital, *et l'on prête aussi peu d'attention aux souffrances des malades qu'à celles des animaux.* Sous le prétexte qu'ils sont soignés gratis, on en use trop souvent avec eux comme s'ils n'avaient ni droits ni sentiments et comme s'ils n'étaient que des sujets insensibles pour l'expérimentation. Il est de règle de ne pas soigner quiconque refuse d'être exposé nu devant la foule entière des étudiants présents, et constamment, pour un pareil refus, des femmes sont renvoyées sans traitement, même après qu'on a jugé qu'elles en avaient besoin.... Les hôpitaux sont réellement considérés bien plus comme des laboratoires pratiques que comme des lieux de secours pour les pauvres ».

Le docteur Gardia, en 1865, écrivait au sujet des hôpitaux de Paris : « Cette rage d'opérer et le manie de quelques chirurgiens portent ceux qui en sont possédés *à des tentatives téméraires, aventureuses, homicides.* Ce mot n'est pas assez énergique pour caractériser l'habileté des anatomistes qui s'exercent sur l'homme vivant et qui forment ce qu'on peut appeler la confrérie *carnifiée.* Cette confrérie ne compte que trop d'associés et il serait temps de mettre un terme à ce mode d'opérer sans frein ni mesure et de s'exercer en plein amphithéâtre aux grandes mutilations, par vanité ou par envie de paraître. Le vrai chirurgien se propose de guérir et non de briller, et l'on ne doit jamais y songer quand la vie humaine est en jeu, quelles que soient d'ailleurs les tentations et les facilités que l'on a d'exercer sa dextérité et d'en faire parade. Les chirurgiens des hôpitaux doivent être d'autant plus réservés qu'ils sont plus libres dans leurs déterminations, circonstance qui aggrave leur responsabilité et doit, par conséquent, les engager à la prudence... On ne fait que trop de chirurgie expérimentale dans les hôpitaux. *On ne sait pas jusqu'à quel point l'habitude des vivisections peut influencer la médecine opératoire* (1). »

Ici, on le voit, les opérations imprudentes, hasardeuses ne sont pas, comme le voulait Cl. Bernard, la conséquence de l'insuffisance des études faites sur l'animal. Elles sont plutôt le fruit amer des expériences physiologiques elles-mêmes. D'un côté comme de l'autre, au reste, d'après Cl. Bernard aussi bien que d'après Gardia, une chose demeure : c'est que, dans les hôpitaux, il se commet sur les malades des abus qui peuvent devenir des crimes. Et c'est ce qui est grave, c'est ce qui est effrayant. Faut-il voir, dans la divination de ces faits, la répugnance, l'horreur souvent invincible du pauvre pour l'hôpital!?

Nous avons dit, au commencement de ce travail, que les vivisections humaines avaient probablement précédé les vivisections animales. Écoutons Cl. Bernard nous parler de ce qui se faisait dans les temps anciens : « On raconte que des rois de Perse livraient les condamnés à mort aux médecins, afin qu'ils fissent sur eux des vivisections utiles à la médecine. Au dire de Galien, Attale III Philométor, qui régnait 137 ans avant J.-C., à Pergame, expérimentait les poisons et les contre-poisons sur des criminels condamnés à mort. Celse rappelle et approuve les vivisections d'Hérophile et d'Erasistrate pratiquées sur des criminels, par le consentement des Ptolémées. « Il n'est pas cruel, dit-il, d'imposer des supplices à quelques coupables, supplices qui doivent profiter à des multitudes d'innocents pendant le cours de tous les siècles. » Le grand-duc de

(1) A. Massé, *Les Crimes de la Science*, p. 23.

Toscane fit remettre à Fallope, professeur d'anatomie à Pise, un criminel, avec permission qu'il le fît mourir et qu'il le disséquât à son gré. Le condamné ayant une fièvre quarte, Fallope voulut expérimenter l'influence des effets de l'opium sur les paroxysmes. Il administra deux gros d'opium pendant l'intermission : la mort survint à la deuxième expérimentation. »

Ces exemples ne sont pas les seuls. Nous avons déjà cité les deux jeunes gens morts pour transfuser leur sang au pape Innocent VIII qui n'en eut pas moins le même sort qu'eux. En voici un autre : il s'agissait alors de néphrotomie. Parmi les médecins il y en avait qui étaient pour, d'autres qui étaient contre : exactement comme aujourd'hui, à plus de quatre siècles de distance. Autre preuve du peu de valeur des expériences. La Faculté de Paris pensa qu'il serait bon de tenter cette opération sur un criminel atteint de la pierre dans les reins. Louis XI — cela n'étonne pas chez l'homme aux cages de fer — Louis XI y consentit : « Audit mois de janvier 1474 advint que ung franc archier de Meudon près Paris estoit prisonnier ès prisons de Chastelet, pour occasion de plusieurs larrecins qu'il avoit faicts en divers lieux et mesmement en l'église dudit Meudon. Et pour les dits cas, et comme sacrilège, fut comdempné à estre pendu et étranglé au gibet de Paris nommé Montfaulcon, dont il appela en la Court de Parlement, où il fut mené pour discuter de son appel : par laquelle Court et par son arrest le dit franc archier, déclairé avoir mal appelé, et bien jugié par le prévost de Paris, par devers lequel fut renvoyé pour exécuter sa sentence. En ce même jour fut remonstré au Roy, par les médecins et cirurgiens de la dite ville, que plusieurs et diverses personnes estoient fort travaillez et molestez de la pierre, colicque, passion et maladie de costé, dont pareillement avoit été fort molesté le dit franc archier. Et que aussi des dictes maladies estoit lors fort malade Mgr du Bochaige, et qu'il seroit fort requis de voir les lieux où lesdites maladies sont concrées dedans les corps humains, laquelle chose ne povoit mieulx estre sceüe que inciser le corps d'un homme vivant, ce qui povoit bien estre fait en la personne d'icelui franc archier, qui aussi bien estoit prêt à souffrir mort, laquelle ouverture et incision fut faite au corps dudit franc archier et dedens icelluy qui est regardé le lieu desdites maladies. Et après qu'ils eurent été vus, fut recousu et ses entrailles remises dedans. Et fut par l'ordonnance du Roy fait très bien pansé, et tellement que dedans 15 jours après il fut bien guéry, et eut rémission de ses cas sans dépens, et si luy fut donné avec ce argent (1). »

Vésale fut accusé, par ses envieux, dit-on, d'avoir ouvert le corps d'un gentilhomme encore vivant, et de ce fait contraint, pour l'expiation d'un crime invraisemblable, mais possible après tout, de faire un pèlerinage en Terre-Sainte. A son retour, la tempête le jeta sur les côtes de l'île de Zante où il mourut de faim, en 1564. C'est lui qui, le premier, osa disséquer des cadavres. (*Voir notes et commentaires, note* 7).

Sautons quelques siècles. Arrivons à notre époque : On n'a pas oublié le meurtrier de Whitechapel. On avait cru avoir affaire à un fou. On serait plutôt en présence d'un criminel instruit, qui tuerait pour se procurer des pièces anatomiques fraîches. Le coroner, en dévoilant les particularités anatomiques de l'assassinat, a donné lieu aux autorités de deux grands amphithéâtres médicaux à faire la révélation suivante : Un médecin américain doit faire paraître un grand ouvrage médical spécial. Il a demandé à ces deux amphithéâtres de lui fournir contre paiement — 500 francs par pièce — des pièces anatomiques fraîches conservées dans de la glycérine, pour les offrir à ses souscripteurs. Sa demande et ses offres ont, naturellement, été repoussées avec indignation. Mais grâce à cette rage

(1) Rayer. *Traité des Maladies de Reins,* t. III, p. 213-214.

de documents humains et autres, qui sévit dans nos sociétés, nous serions menacés d'avoir cette nouvelle variété de criminel : le criminel scientifique, qui se ferait le pourvoyeur de je ne sais quelles officines diaboliques, lesquelles, en échange d'organes humains frais, bien conservés, offriraient à l'assassin de riches subventions? L'émotion a été vive, et tous les doutes ne sont pas levés.

. . . .

« Les oreilles sont tuberculeuses et considérablement hypertrophiées. Le front de même.

« La face, le nez et le menton laissent voir des infiltrations tuberculeuses. La bouche est nette et indemne de tubercules. L'ensemble de la figure présente un aspect léonin.

« Les mains sont gonflées, les doigts enflés aux phalanges inférieures, effilés par le bout. Le bout de l'index et du pouce de la main gauche ulcéré par le contact de tasses à thé ou à café en étain, ce qui indique une anesthésie(?) (asthénie, peut-être).

« Corps : le dos est comme maculé de tubercules aplatis, d'une surface inégale au toucher, d'une couleur brun jaunâtre. Le devant du corps — poitrine et abdomen — présente des plaques d'infiltration tuberculaire plus étendues que le dos, séparées les unes des autres par de plus grands intervalles, et d'une couleur plus vive, dans quelques cas même d'un rose rougeâtre, surtout à la partie supérieure du sternum.

« Jambes : l'infiltration va s'amincissant jusqu'aux genoux; il y a une large tache brillante à l'intérieur de la cuisse. Au-dessous du genou, les jambes sont tout à fait nettes, la peau douce et unie au toucher. Pieds œdémateux, circulation mauvaise. Couleur bleuâtre. Plante des pieds nette.

« Le siège de l'inoculation, au tiers supérieur de l'avant-bras gauche, laisse voir une cicatrice d'un pourpre sombre d'un pouce et demi de long sur 5/8 de pouce de large, de forme irrégulière, d'aspect kélöïde, épaisse et inélastique.

« Les épreuves d'anesthésie n'ont pas été faites. Les yeux avec une sclérotite : bourbeux et infectés. Aucun signe de paralysie aux muscles de la face, aux *orbiculaires palpebrarum*, aux mains ou aux avant-bras. Notre opinion décidée est que cet homme est un lépreux tuberculeux. »

C'est en ces mots que s'exprime le rapport fait, à la date du 25 septembre 1888, par le Dr Emerson, président du Conseil de santé, et le Dr Kimball, médecin du gouvernement à Honolulu. Et pourquoi ce rapport? Trois années auparavant, un certain Keanu, condamné à mort, s'attendait, comme on dit, à payer sa dette à la justice, quand, le 5 novembre 1885, entra dans sa prison, non pas l'exécuteur des hautes-œuvres, mais un *médecin expérimentateur*, le Dr Arning, qui, pour voir si la lèpre pouvait se communiquer par inoculation, la lui inocula... avec un succès!... — Un cas magnifique, on vient de le voir.

Quel crime avait commis Keanu? Je l'ignore. Peu importe, d'ailleurs. Ce dont il s'agit ici, c'est de stigmatiser, de vouer à l'exécration publique une science sans scrupules ni principes moraux, une science qui, ne respectant rien, non contente de sacrifier à ses expériences d'innombrables animaux, s'en prend même à l'homme (38) et, par ses pratiques abominables, par les mœurs qu'elle révèle, par les crimes qu'elle tolère ou perpètre, avec la complicité et l'appui des gouvernements et des lois, devient un des pires, un des plus actifs agents de démoralisation et de décadence.

Se rappelle-t-on le scandale provoqué par l'autopsie hâtive, prématurée de « Bishop Irving »? Sujet à des accès de catalepsie fort longs, qui lui donnaient toutes les apparences de la mort, il craignait d'être enterré vif et aurait, en conséquence, demandé aux siens de ne l'inhumer que lorsque son corps présenterait des signes évidents de décomposition.

Pris d'un de ces accès à un moment où il n'était entouré que d'étrangers, les médecins en profitèrent pour en faire aussitôt l'autopsie, *sans prévenir les parents, sans demander aucune autorisation.* Il devait être si intéressant de voir comment est fait le cerveau d'un thaumaturge !

La veuve a déclaré, et elle persiste dans son dire, que son mari, en état de catalepsie, *n'est pas mort mais a été tué* par les médecins qui l'ont disséqué. La mère, de son côté, en est si fort persuadée que sur la plaque du cercueil de son fils elle a fait remplacer le mot *mort* par celui de : *assassiné.*

Un chirurgien américain, Bartholow, avait, dans son service, une femme dont la dure-mère avait été mise à nu pour l'extirpation d'un épithélioma. C'était une occasion magnifique pour essayer de vérifier les expériences si multiples, et si contradictoires dans leurs résultats, faites et répétées chaque jour sur toutes espèces d'animaux. Bartholow se garda bien de la laisser échapper. Cinq expériences furent faites sur la pauvre femme. On introduisait dans la substance cérébrale, à travers la dure-mère, deux aiguilles traversées par un courant faradique. On obtenait ainsi des mouvements localisés dans les membres du côté opposé à l'excitation.

A la 4e expérience, on augmenta l'intensité du courant. Il s'ensuivit des convulsions épileptiformes ; la malade perdit connaissance. Elle mourut le lendemain, tandis qu'on faisait sur elle la 5e expérience. *La mort, cependant, ne paraît pas avoir été la suite de ces expériences.*

On nous permettra de tenir cette affirmation, même sous sa forme dubitative, pour ce qu'elle vaut.

A l'autopsie on constata « que les aiguilles avaient pénétré à une profondeur de plus de deux centimètres et demi (39), et que, par conséquent, l'excitation avait porté à la fois sur la substance blanche et sur la substance grise ».

Sciamanna, un chirurgien italien, cette fois, expéri-

menta sur un homme dont le crâne avait été trépané.
« Les centres corticaux furent excités à travers la dure-
mère avec des courants induits et des courants constants,
et les résultats obtenus concordèrent tout à fait avec les
résultats obtenus par Ferrier sur le singe (1) ».

Quel fut le résultat de ces manœuvres pour le malade?
M. Beaunis est muet à ce sujet. Est-il mort, comme la
femme de tout à l'heure, sans que les expériences auxquelles il avait été soumis parussent être pour rien dans
son trépas?

On voit si, en fait de vivisection, il y a loin de l'animal
à l'homme! Je cite un dernier fait qui, sans être à proprement dire de la vivisection, n'en est pas moins une preuve
frappante des mêmes mœurs, du même mépris pour
tout ce qui est respectable et saint. Le *Times Star*, de
Cincinnati, raconte ce qui suit : « Une femme fut accou-
chée en présence de trois à quatre cents étudiants, dans
l'hôpital de la ville (40). Il fallut recourir aux instruments
utilisés dans certains cas graves. La femme mourut le
lendemain d'un empoisonnement du sang. L'espace converti
en salle d'accouchement était la salle de conférences de
l'hôpital, fréquemment utilisée comme salle de dissection.
Un jour ou deux seulement auparavant, elle avait servi
à cet usage, ainsi que l'attestèrent plusieurs étudiants présents dans les deux occasions. Nécessairement, l'air était
imprégné de germes morbides.

« Il y a à Cincinnati cent hommes de science qui, à
supposer qu'ils soient disposés à tolérer des accouchements
publics, nous accorderont cependant que l'établissement
d'une personne, malade comme cette dame, dans une
chambre où ont eu lieu des autopsies, cela s'appelle défier
la mort, ou parier cent contre un qu'il s'ensuivra un
empoisonnement du sang. Il y a, en revanche, *trois cent*

(1) Beaunis. *Physiologie humaine*, t. II, p. 758.

mille habitants dans la ville, qui prétendront que la pudeur est blessée quand une femme est ainsi exposée nue..... La mère mourut le lendemain de la naissance de son enfant, qui la suivit bientôt. Tous deux furent déposés dans la même tombe ».

Le *Medical Era*, de Chicago, octobre 1887, rapportait un fait semblable qui se serait passé, à Vienne, dans la clinique du Dr Braun. Le témoin qui en rend compte avait assisté à cet événement où le mystère le plus saint de la nature humaine fut également montré sans voiles à une grande classe d'étudiants, pour leur instruction. La victime était une pauvre femme qui n'avait pas même été chloroformée. Dans toute la classe, il régnait une « *franche gaieté* »; le professeur s'amusait, lui et ses étudiants, par ses facéties. A la fin, l'enfant mourut (1).

Est-il besoin d'ajouter quoi que ce soit au récit des faits qui précèdent? L'homme a-t-il quelque chose de bon à attendre de ces recherches qui augmentent dans une si large mesure la somme des souffrances terrestres? Non. Il ne peut lui en revenir que du mal.

La vivisection gâte l'esprit et le cœur. Il se produit chez ceux qui s'y livrent une sorte d'atrophie morale. On désapprend peu à peu ce qui convient et ce qui ne convient pas. On perd le respect des choses les plus saintes. L'homme lui-même devient sujet d'expérience. Ainsi, au point de vue humanitaire, ou du bien qu'on nous en a promis, comme au point de vue purement scientifique, la vivisection s'est montrée et se montre tous les jours ou impuissante ou dangereuse. Une fois de plus nous disons qu'elle doit disparaître, qu'elle doit être abolie. Et nous ajoutons ces paroles du Dr Hyrtl, professeur à Vienne, conseiller aulique de la Cour : « Pour former des médecins praticiens, il ne pourrait qu'être avantageux si la physio-

(1) *Thier. und Menschenfreund*, mai 1890, p. 39.

logie de l'école s'occupait plus de l'homme que des grenouilles, lapins et chiens, et si elle s'attachait plus fermement aux vrais besoins du médecin..... Que les partisans de la cruauté la plus inutile et la plus révoltante (je ne parle que de celle-là) veuillent bien se pénétrer de ceci : c'est que les paroles de l'Écriture : « Le juste a pitié des animaux », ne furent pas écrites seulement pour les garçons charretiers de Vienne, mais s'adressent aussi à un certain nombre de professeurs de ladite ville, Ce qui est visible dans l'animal vivant qu'on vivisèque, cela, les figures de sbire des vivisecteurs peuvent le voir aussi dans l'animal récemment tué. Que celui qui croit pouvoir faire quelque découverte scientifique sur des animaux torturés à mort pendant des semaines, travaille seul entre quatre murs. Il devrait être *légalement* défendu d'entretenir, dans les écoles, la foule, stupidement curieuse, des atrocités dont les résultats sont si souvent contradictoires. Le *divum humanitatis ministerium* (divine fonction d'humanité) du médecin lui impose le devoir de réclamer cette défense avec la dernière énergie. Qui peut voir tranquillement le professeur arrachant les petits du ventre ouvert d'une chienne attachée sur le banc de torture, et les présentant, l'un après l'autre, à la mère qui les lèche en remuant la queue, et qui mord avec une rage furieuse un morceau de bois, que celui-là se fasse valet de bourreau (41) et non médecin (1) ».

(1) Voir *Thier. und Menschenfreund*, 1889.

LA VIVISECTION AU POINT DE VUE MORAL

Peut-il être question d'un point de vue moral quand il s'agit des animaux? Selon qu'à l'exemple de Descartes et de son école, on les envisage comme des *automates parfaits,* mais sans intelligence ni sensibilité, — ou qu'on leur accorde des facultés intellectuelles, sensitives et affectives, la question change du tout au tout. Dans le premier cas évidemment, la question doit se résoudre par la négative. Dans le second, non moins évidemment, la solution devra être affirmative. Or, il ne saurait plus y avoir doute à cet égard. L'animal sent, l'animal comprend, l'animal aime. Et non seulement les animaux supérieurs, mais ceux aussi qui appartiennent aux degrés inférieurs de l'échelle. Il y a des différences, certes, d'une espèce à l'autre, et des différences énormes, mais partout vous rencontrez ce qui distingue la vie et les êtres vivants : les facultés ci-dessus mentionnées.

La sensibilité varie-t elle avec la place — et en proportion de la place — que les animaux occupent sur l'échelle des êtres? C'est une idée assez généralement reçue; c'est, en grande partie, la mienne. Heidenhain, toutefois, la conteste. Il dit : « Prétendre que la sensibilité à la douleur croît avec l'intelligence est une opinion purement arbitraire. Si cela était, le crétin des montagnes devrait égaler l'automate en insensibilité..... C'est une opinion qui n'est pas fondée le moins du monde que celle-ci : le chien, parce que plus intelligent, sent la douleur physique avec une plus grande intensité que la brebis ou le lapin (1) ».

Je n'ai pas le droit de suspecter les intentions de Heidenhain. Mais ou il ne dit pas ce qu'il pense, et, dans ce cas, il est bien inutile de nous arrêter sur ses affirmations; —

(1) Heidenhain. *Die Vivisection,* p. 57.

ou il dit ce qui est sa conviction profonde, raisonnée, et alors, comme nous savons, *très sûrement*, que le chien est d'une extrême sensibilité, nous avons le droit de conclure que les autres animaux le sont aussi, et nous sommes plus près d'avoir cause gagnée au point de vue moral.

Voyons, en effet, ce qu'est le chien. Je ne m'attarderai pas à rappeler les faits d'intelligence et de dévouement qui se comptent par centaines et par milliers à l'actif du « plus fidèle ami de l'homme ». Je citerai seulement un fait de sensibilité intelligente et deux faits que, faute de mieux, j'appellerai des faits de conscience.

Le fait de sensibilité intelligente : Un jour, un chien, le ventre déjà ouvert, s'échappa à deux reprises de dessous le couteau, et vint jeter ses pattes autour du cou de son bourreau, Magendie, le léchant passionnément comme s'il espérait ainsi le fléchir. Mais lui, le vivisecteur, froidement, remit l'animal à la torture.

Parlant de ce fait, ou d'un autre semblable — car il y en a plus d'un de ce genre, — dans le chapitre II de sa « *Descendance de l'homme* », Ch. Darwin dit : « Tous ont entendu dire comment un chien, soumis à la vivisection, léchait la main de l'opérateur. Si cet homme n'avait pas un cœur de pierre, *il devra jusqu'à son heure dernière avoir senti des remords* ». C'est-à-dire que la morale, au sens vrai du mot, est en jeu ici.

Les deux faits de conscience :

1° Deux chiens dans un laboratoire, tous deux en expérience. Le premier amené, aussitôt l'opération commencée, était entré dans la plus violente agitation. Mais le second arrive. C'est un petit chien auquel on va faire l'opération de la trachéotomie. On se met à l'œuvre. Dès que le premier voit ce qui se passe à côté de lui, comment on traite le dernier venu, il semble oublier ses propres maux. Le regard fixé sur son compagnon de malheur, il ne détourne pas un instant les yeux du sanglant spectacle dont il est témoin. Son inquiétude sur ce qu'il voit est des plus vives. Il l'exprime par des gémissements aussi constants que plaintifs, et par des mouvements violents, autant du moins que ceux-ci lui sont possibles (1). — Sont-ce là, je le demande, des sentiments humains, et des meilleurs? Où est ici la brute, où est l'être intelligent et sensible? A coup sûr, le chien est supérieur à l'homme.

2° Les Espagnols — d'autres, depuis, ont imité leur exemple — avaient des chiens de guerre pour leur conquête de l'Amérique. « Un capitaine du nom de Jago de Senadza voulut un jour se donner le plaisir de voir Bezerillo (un des chiens les plus célèbres par sa férocité) déchirer une vieille Indienne. Pour cela, il chargea la pauvre femme d'aller porter une lettre à Salazar (le maître de Bezerillo), comptant bien que le chien, qui veillait à la porte de l'habitation, se jetterait sur la messagère et la mettrait en pièces. Or, le chien commença en effet par faire à l'Indienne un accueil des plus menaçants; mais celle-ci prit une attitude suppliante, montra sa lettre, disant qu'elle était envoyée vers le gouverneur, et demandant au terrible gardien de la laisser passer. Le chien parut comprendre. Comme pour rassurer la malheureuse femme, il vint lui lécher les mains et l'accompagna jusque chez son maître, à la grande stupéfaction des spectateurs et au vif désappointement du seigneur Senadza. — Cette histoire prouve que l'homme a beau dresser le chien au meurtre, il ne peut réussir à le rendre aussi méchant que lui (2) ». Ici encore, où est la brute, où est l'âme? M. le comte A. de Gasparin disait : « L'homme, pour être féroce à son aise, supprime l'âme de l'animal ». L'animal se venge à sa façon : il montre parfois sa supériorité sur l'homme. C'est sa manière de protester contre des affirmations mensongères.

(1) *Pfluger's Archiv.*, 1889, t. XLVI, p. 344. — Tiré du *Th. und Menschenfreund*, 1890, p. 28.
(2) A. Mangin. *L'Homme et la Bête.*

Dans une lettre à Gill, Cham s'exprimait ainsi : « Ne pourrait-on pas, dans l'intérêt de la science, pratiquer ces mêmes opérations sur ces messieurs — les vivisecteurs — dont l'organisation intérieure doit, heureusement pour l'humanité, différer complètement de celle des autres hommes? Si ce que je demande avait lieu, je désirerais qu'une tribune publique fût mise à la disposition des chiens. Mais j'y pense! ces excellentes bêtes demanderaient certainement grâce pour leurs anciens bourreaux, et je tiendrais au contraire à ce que la coutellerie française s'en donne à cœur-joie ce jour-là, toujours dans l'intérêt de la science, puisque derrière ce mot peuvent s'abriter les plus révoltantes cruautés ».

La supposition de Cham : que les chiens demanderaient grâce pour leurs anciens bourreaux, est parfaitement fondée. Sans rancune, ils oublient, ils pardonnent, ils secourent, si besoin est, le maître qui, il y a un instant, les maltraitait. Je n'en veux d'autre preuve que le petit fait suivant qui s'est passé en Allemagne, il n'y a pas bien longtemps. Un membre d'une Société protectrice voyant deux chiens, attelés à une petite charrette, cruellement maltraités par leur maître, s'approcha de celui-ci pour lui faire des observations à ce sujet. Notre homme prit fort mal la chose, se fâcha, fut grossier. L'autre répliqua. Des injures on allait en venir aux coups. Soudain, les chiens, voyant la tournure que prenait la dispute, se retournent furieux contre l'étranger, leur protecteur, le menaçant de leurs crocs aigus, et l'obligeant de se mettre à l'abri de leurs morsures.....

Et le singe, sur lequel on opère de plus en plus? Galien en a viviséqué un certain nombre. Mais soumis à ces opérations cruelles, leurs gestes ressemblent d'une manière si frappante et si douloureuse à ceux de l'homme qui se débat, qu'il en fut à la longue assez fortement impressionné pour renoncer à expérimenter sur eux.

Cl. Bernard parle aussi des mains, des gestes, des regards douloureux et suppliants du singe : mains, gestes et regards qui inspirent toujours une certaine — une certaine seulement ! — répugnance à le torturer.

Je cite : « Tous les témoins sont d'accord sur le caractère quasi-humain de l'agonie des anthropomorphes : leurs gestes, leur attitude, leurs cris, leur physionomie, en cet instant suprême, sont tels, que les meurtriers les plus endurcis ne peuvent se défendre d'une sorte de remords que tous les sophismes de leur orgueil ne parviennent pas à étouffer entièrement. Le Dr Clarke-Abel, après avoir raconté en détail la fin tragique d'un pauvre orang-outang tué à Sumatra par des officiers et matelots du navire anglais *Mary-Anna-Sophia*, ajoute : « Les auteurs de sa mort ont déclaré que la ressemblance de cet animal avec notre espèce, l'expression tout humaine de sa physionomie et les gestes qu'il faisait en appuyant ses mains sur ses blessures les avaient pénétrés d'un sentiment de pitié profonde et presque de terreur, en leur inspirant des *doutes irrésistibles* sur la nature de l'acte qu'ils accomplissaient ».

« Quoi qu'il y ait des différences bien tranchées entre cet animal et l'homme, dit M. du Chaillu, je n'ai jamais tué un seul gorille sans éprouver un malaise réel, provenant de l'illusion que me causait malgré moi cette hideuse créature de forme humaine. »

Et ailleurs : « Je n'ai jamais vu de femelle (gorille) attaquer le chasseur ; cependant des nègres m'ont dit qu'une mère qui a son petit avec elle se bat quelquefois pour le défendre. C'est un spectacle charmant qu'une mère accompagnée de son petit qui joue à côté d'elle. J'en ai souvent guetté dans les bois, désireux d'avoir des sujets pour ma collection ; *mais au dernier moment je n'avais pas le cœur de tirer* (1). »

______

(1) A. Mangin. *L'Homme et la Bête*, p. 154.

Pense-t-on qu'en présence de pareilles constatations, de tels aveux provenant d'hommes qui, en général, ne passent pas pour être d'une sensiblerie maladive, la question de morale dans le fait de la vivisection puisse encore être l'objet d'un doute? Je n'ignore pas que certains physiologistes, Couty, Ferrier, d'autres encore et en grand nombre, n'ont pas les mêmes scrupules. Singes, chiens, chats, chevaux, etc., tout leur est bon; ils n'hésitent pas à tailler dans le vif, sans souci de ce que l'animal pourra souffrir. Leur sensibilité s'est émoussée au contact journalier de leurs expériences. Ils ont perdu cette fleur de délicatesse et de sympathie qui est la marque la plus certaine de la moralité, le fleuron le plus précieux de la couronne de l'homme.

Mais quoi! nous modèlerons-nous sur ceux dont le cœur endurci ne sait plus compatir aux souffrances animales, et bientôt ne saura plus compatir à celles humaines? Ne nous rappellerons-nous pas plutôt ces paroles de Herder : « Une bonne tête avec un mauvais cœur est pareille à un temple près d'une caverne de voleurs. Des sciences sans les mœurs ressemblent à des perles dans la boue ».

On est très porté de nos jours à oublier que la science n'est pas tout (42). Après avoir détruit tant de superstitions, elle tend à devenir, à son tour, une autre superstition. Il y a quelque chose au-dessus d'elle, quelque chose de plus grand qu'elle : la conscience. Or, la conscience, une conscience juste et droite, une conscience non corrompue par les sophismes, ne saurait consentir à ces hécatombes animales, à ces tortures indicibles, à ces expériences, odieuses tantôt, et tantôt ridicules ou stupides qui constituent la vivisection.

Dira-t-on, comme on le fait souvent, pour tout excuser et tout justifier d'un mot, que les animaux étant nos inférieurs, nous n'avons aucune mesure à garder vis-à-vis d'eux, et pouvons en user et en abuser autant qu'il nous plaira? L'infériorité donnerait-elle donc tout droit à la supériorité? Je croyais que la supériorité consistait surtout à se montrer plus juste, plus vrai, plus doux, plus compatissant! Et puis, si la théorie était fondée, il faudrait donc en conclure que s'il existait une race supérieure à l'homme, ou si, selon l'idée de Darwin, il surgissait des entrailles de la terre, soit par sélection, soit autrement, une race qui nous dépassât autant que nous dépassons les plus parfaits d'entre les animaux, nos inférieurs actuels, cette nouvelle venue serait autorisée à disposer de nous à son gré, à nous traiter comme nous traitons nos chiens, nos chats, nos singes, etc. Je voudrais y voir nos vivisecteurs pendant quelques jours seulement. Ou je me trompe fort, ou leur opinion présente ne tarderait guère à se modifier. Ils verraient les choses sous un autre angle, et, ce qui aujourd'hui leur paraît le comble de la folie, ils le loueraient comme une conception sage et morale entre toutes.

Si l'on veut connaître où conduirait cette théorie, qu'on médite les paroles suivantes qui donnent comme un droit absolu ce que je ne donnais que sous forme de droit hypothétique : « Le droit naturel n'existe pas plus que la morale naturelle. Il est peu scientifique de soutenir que, par le fait seul qu'un être arrive à la vie, il apporte avec lui des droits. Nous ne reconnaissons aucun droit à l'animal qui vient de naître, au sauvage que nous combattons et que nous dépossédons, ni, en général, à tous les êtres plus faibles que nous. Si tout à coup apparaissait sur notre planète une race aussi supérieure à l'espèce humaine que celle-ci l'est aux animaux, il est certain que cette race se servirait des hommes comme ceux-ci se servent des animaux domestiques, et que le droit humain disparaîtrait théoriquement et pratiquement, comme une chose accidentelle et sans existence indépendante des circonstances..... Le vrai droit naturel, le seul qui domine toute l'histoire de l'humanité, est le droit du plus fort (1). » — Voilà où l'on marche en admettant certains points de départ. Est-ce cela qu'on voudrait?

Mais encore la morale est-elle intéressée dans la vivisection? Interrogeons les vivisecteurs eux-mêmes, quelques-uns au moins de ceux que des circonstances particulières ont amenés à se confesser. Observons d'abord — ne fût-ce qu'à titre de simple curiosité — que Cl. Bernard, qui avait étudié avec une prédilection toute particulière les phénomènes de sécrétion, est mort d'une inflammation rénale dans son laboratoire du Collège de France; — que le Dr Broca, qui s'était plus spécialement occupé de l'étude des anévrismes, a succombé précisément à la rupture d'un anévrisme; — que Laënnec, qui avait surtout cherché à combattre les maladies de poitrine, est mort phtisique; — que Corvisart, célèbre par ses travaux sur les maladies de cœur, a succombé à la suite de plusieurs attaques d'apoplexie; — que le Dr Reid, dont les expériences de vivisection les plus cruelles portèrent sur les nerfs linguaux de centaines de chiens, tourmentés, torturés jusqu'à la mort, mourut justement d'un cancer de la langue.

Et c'est ici que j'appelle l'attention. La maladie du Dr Reid fut longue et douloureuse au delà de toute expression. Faisant alors un retour sur lui-même, et se rappelant les horribles souffrances qu'il avait fait subir à ses victimes, il en arrivait, dans son désespoir, à dire à ceux qui l'entouraient qu'il ne pouvait s'empêcher de considérer son mal comme une punition de Dieu.

Haller passa par les mêmes angoisses que Reid. Bien qu'ayant renoncé, vers la fin de sa vie, aux expériences physiologiques, il n'en fut pas moins poursuivi jusqu'à ses derniers jours du souvenir de ses opérations sur les animaux vivants : « Dieu, disait-il, me pardonnera-t-il d'avoir

(1) G. Lebon. *Premières Civilisations*, p. 98-99.

tant tourmenté ses créatures? J'ai maltraité les créatures de Dieu ; comment Dieu me traitera-t-il ? » (1).

Le professeur Nicolaï Pirogof, qui, après bien d'autres, rappelle ce qui concerne Haller, son hypocondrie, les causes qu'il lui attribuait, dit : « Il y a trente ans, je considérais comme une inepte sentimentalité toute pitié pour les souffrances des chiens dans les vivisections, et plus encore l'affection pour ces animaux. Mais le temps change bien des choses, et moi qui jadis n'avais pas de compassion pour les tortures que j'infligeais journellement aux animaux dans des douzaines de vivisections (on ne connaissait pas alors le chloroforme) je ne consentirais plus aujourd'hui, en dépit du chloroforme, à ouvrir un chien par curiosité scientifique ». Ici, il parle de Haller, puis il continue : « Ce qui me pèse tout particulièrement, c'est la pensée des vivisections et opérations dans lesquelles, par inexpérience, légèreté, ou Dieu sait pourquoi, j'ai inutilement torturé les animaux. Oui, la plus amère tristesse me saisit au souvenir des souffrances infligées jadis, soit à la sensibilité du prochain, soit à la nôtre propre. Quelle que soit l'indifférence avec laquelle nous avons blessé, brutalement, le sentiment des autres, nous ne pouvons jamais être sûrs que ce fait ne sera pas vengé tôt ou tard sur notre propre sentiment. Lorsque ma Lady, finissant dans les tourments, tenait ses yeux fixés sur moi, et malgré ses souffrances, gémissante, me saluait encore avec de faibles mouvements de queue, alors s'éveilla en moi, avec la pitié pour la petite chienne tant aimée, le souvenir des cruautés que trente à quarante ans auparavant j'avais fait subir à des centaines d'animaux semblables à ma Lady, et je me sentis le cœur indiciblement oppressé (2) ».

Est-ce, je le demande, un sentiment moral qui se manifeste dans ces paroles? N'est-ce pas le remords qui pèse

----

(1) *Vie de Tissot*, par Ch. Eynard, p. 263.
(2) *Thier. und Menschenfreund*, 1889, p. 26.

sur la conscience? Et qu'est-ce que le remords, sinon la conviction intime, et qui s'impose, qu'on a blessé quelque loi juste, les droits du cœur, de la sensibilité, de la morale enfin?

Lorsque Cl. Bernard, à cette question : A-t-on le droit de faire des expériences de vivisection sur les animaux? répondait : « Quant à moi, je pense qu'on a ce droit d'une manière entière et absolue », et ajoutait un peu plus loin : « Il est essentiellement moral de faire sur un animal des expériences, quoique douloureuses et dangereuses pour lui, dès qu'elles peuvent être utiles pour l'homme », — lorsque Cl. Bernard parlait ainsi, il était, je n'en doute pas, de bonne foi, croyait parfaitement ce qu'il disait. Mais ne pouvait-il pas se tromper ici comme il s'est trompé en tant d'autres points? C'était, en tout cas, la conviction de Mme Cl. Bernard qui, pour réparer dans une certaine mesure les crimes de la vivisection dont s'était rendu coupable l'illustre physiologiste, ouvrit un asile de chiens. Et l'auteur qui rapportait ce fait ajoutait : « Au jugement dernier, cette offrande expiatoire d'une humble conscience de femme pèsera plus, dans l'infaillible balance, que toutes les découvertes de son mari ».

William Fergusson, un des premiers chirurgiens du monde, nous l'avons déjà observé, dit aussi : « Je ne fais plus d'expériences de vivisection. *J'en ai fait autrefois, mais je le regrette.* J'en ai fait parce que d'autres en faisaient, et parce que je n'avais pas une vue claire de la chose ».

Les remords cuisants d'un Reid, d'un Haller; les regrets amers d'un William Fergusson, d'un Nicolaï Pirogof, de la veuve de Cl. Bernard, de tant d'autres qui, sans toujours les exprimer aussi nettement, ne les partagent pas moins, nous conduisent logiquement, irrésistiblement à cette conclusion qu'il y a une limite aux droits de l'homme sur les animaux, qu'il ne lui est pas permis de les tourmenter, torturer, supplicier à sa fantaisie, sans pitié pour leurs souffrances ni leurs angoisses.

La vivisection est décidément une question de morale, et, à ce point de vue, elle est condamnable, elle doit être honnie et combattue, comme au point de vue scientifique, comme au point de vue humanitaire. « L'intelligence est le plus pervers des instruments quand elle n'est pas mise au service de la conscience. »

Une dernière considération, et celle-là non plus en faveur des animaux, mais en faveur des hommes eux-mêmes qui, tout autant que nos inférieurs du règne animal, sont intéressés dans la disparition de la physiologie expérimentale.

L'étudiant d'aujourd'hui, le savant ou le médecin de demain qui, pendant des années, aura taillé dans la chair vive sans tressaillir aux cris de douleur de ses victimes, qui aura trouvé je ne sais quelle volupté contre nature à fouiller dans les entrailles toutes frémissantes et toutes chaudes des animaux viviséqués; qui, sans en frémir d'horreur, aura pu assister à ces tueries scientifiques, indéfiniment prolongées, — cet homme, je le crains, sera peu sensible aux misères humaines, et plus porté peut-être à considérer ses malades comme de bons sujets à expériences physiologiques que comme des malheureux à soulager et à guérir. Ne voudra-t-il pas renouveler, achever sur eux les études commencées sur l'animal?

Craintes puériles, dira-t-on, suppositions toutes gratuites et injurieuses! Non pas. Nous avons cité des faits, enregistré des aveux, les uns et les autres très graves. Le professeur Cyon, et c'est un nouveau témoignage à ajouter à ceux déjà connus, avoue quelque part que « de nombreuses opérations chirurgicales sont entreprises, moins pour le salut du malade que dans l'intérêt de la science » (43). Telle est aussi la pensée de Lawson-Tait lorsqu'il dit que « non seulement des animaux ont été sacrifiés en pure perte, mais des vies humaines ont été ajoutées à la liste des victimes par suite des fausses lumières dues à la vivisection ».

De quelque côté qu'on prenne la question : qu'on envisage les animaux sacrifiés, les hommes qui les sacrifient, ou les résultats qui découlent de toutes les expériences de vivisection, partout nous rencontrons le mal, le mal comme souffrance, le mal entravant les progrès de la science, le mal causant la mort de nombreux hommes qui, autrement, eussent vécu, le mal endurcissant les cœurs à la pitié, et faisant du savant, non plus l'homme supérieur par la conscience, par la bonté, par la sympathie, mais par l'indifférence aux sentiments humains les plus élémentaires et les plus nécessaires. Il marche dans le sang comme dans un rêve. La fin qu'il poursuit lui fait perdre de vue l'odieux des moyens qu'il emploie... Au nom de l'humanité, au nom de la morale, la vivisection qui, au dire du poète, est un crime, doit disparaître à jamais.

CONCLUSION

Au fait, nous avons déjà conclu; mais quelques observations particulières sont encore nécessaires. On nous traite de fous, parce que nous protestons contre les abus de la vivisection. Un savant aliéniste a traité la question *ex professo* : fous assez inoffensifs, on veut bien le reconnaître, mais fous. « Dans ce qui les captive, des âmes trop sensibles, des cerveaux mal équilibrés, des névropathes trouvent de nombreux thèmes dont ils s'emparent, qu'ils exagèrent et qui, finalement, deviennent chez eux un véritable délire. C'est ainsi qu'est engendrée la folie des antivivisectionnistes (44), qui, à la vérité, n'est pas une espèce pathologique nouvelle, mais simplement une des manifestations variées par lesquelles se traduit la folie héréditaire. »

Tous fous, monsieur Magnan, n'est-ce pas? tous sans exception : fou, sir William Fergusson; fou, Ch. Bell; fou, Lawson-Tait; fou, le Dr Roche; fou, tant soit peu, M. Charcot; fou, Tiedemann; fou, Reid; fou, Haller; fou, Nélaton, fou, Darwin; fou, le Prof. Nicolaï Pirogof; fou, le Dr Prof. Hyrtl; fou, le Dr Prof. Rupprecht; fou, Cuvier; fou, V. Hugo; fous, que sais-je? des centaines et des milliers d'autres : professeurs, docteurs, écrivains, poètes, savants... fous, comme étaient fous Socrate, qui avait la naïveté de croire à l'âme immortelle et à son génie familier; Jeanne d'Arc, que les voix d'En-Haut inspirèrent pour en faire la libératrice de la France; fous, tous, tous... Et comme, invariablement — M. Magnan sait cela mieux que personne, étant de la maison, — et comme, invariablement, les fous voient des fous partout, excepté en eux-mêmes, fous aussi M. Magnan et tous ceux qui pensent comme lui, avec cette circonstance aggravante qu'au lieu d'être des fous inoffensifs ou bienfaisants comme ceux qu'ils dénoncent à l'opinion publique, ils sont, eux, les fous mauvais, nuisibles, dangereux : fous, puisqu'ils ont la superstition ou le fanatisme d'une science qui n'est qu'erreurs et contradictions; fous, puisqu'il leur faut, chaque jour, offrir, en sacrifices expiatoires, quelques centaines ou quelques milliers d'animaux à lacérer vivants; fous, puisque atteints de manie destructive ils se croient les seuls sages, et prétendent à la domination du monde; fous encore, ayant la folie de vouloir convertir les autres à leur égarement; fous toujours, et d'une folie incurable, puisque ni les raisonnements, ni les faits scientifiques, ni les preuves les plus évidentes, ni leurs échecs successifs, ni les théories constamment fautives, ni les sentiments d'humanité, ni la pitié, ni la conscience ne peuvent rien pour l'atténuation de leur folie!

Mais laissons M. Magnan et sa folie. Le thème qui lui a servi est de ceux qui peuvent fournir à un homme d'esprit l'occasion de faire des variations plus ou moins spirituelles aux dépens de ceux qui déplaisent ou qu'on redoute. Ce n'est pas d'aujourd'hui que date le proverbe : « Quand on veut se défaire de son chien, on dit qu'il est enragé ». M. Magnan le savait : de là sa thèse... aussi nulle au fond, que prétentieuse.

Une chose qui nous touche de plus près et nous étonne davantage, c'est la position d'un assez grand nombre de Sociétés, dites : Protectrices des Animaux, qui s'abstiennent complètement dans la question de la vivisection (45), comme s'il était plus urgent de défendre les chevaux et autres animaux contre quelques coups de fouet ou autres sévices, que contre les abominations de toute nature des laboratoires de physiologie, depuis les mutilations multiples du cerveau jusqu'aux sections, à des hauteurs diverses, de la moelle épinière, depuis les yeux qu'on arrache, les nerfs qu'on tenaille, jusqu'à la mort par la faim, par la soif, par le froid, par le feu. Comment expliquer une pareille abstention, une indifférence si singulière? Trouve-t-on que ce qui est coupable ou criminel de la part d'un garçon-charretier ou boucher devient licite de la part de l'homme de science? M. le comte de Gasparin pensait le contraire : « Les cruautés de la Science, disait-il, systématiques et raffinées, partant de plus haut, exigent une plus vigoureuse répression que les cruautés de l'ignorance brutale. »

Est-ce que dans ces Sociétés aurait cours la morale tant stigmatisée ailleurs : « La fin justifie les moyens? » Ce doit être, c'est doublement déplorable. Qui viendra secouer cette torpeur, sonner le branle-bas du combat de toutes les bonnes volontés contre toutes les brutalités, toutes les indignités, qu'elles soient ou non scientifiques? Il appartient — c'est un devoir — aux Protecteurs d'exercer leur protection, non pas seulement d'ici ou là, dans la rue ou dans les champs : leurs efforts doivent atteindre plus loin et plus haut. Leur attention doit se porter, tout spécialement, sur les cruautés autrement effrayantes, autrement douloureuses qui s'accomplissent dans « les chambres de torture de la Science ».

Si l'on rencontre une telle inertie chez les Protecteurs qui se laissent, si je puis ainsi dire, hypnotiser par les grands mots savants et les prétentions scientifiques et humanitaires hautement affichées par les vivisecteurs (46), — comment attendre du grand public une action qui fait défaut là justement où l'on serait le plus en droit de l'attendre? Indifférence, ignorance, mauvaise volonté même, voilà les obstacles contre lesquels se heurtent, comme

contre des murs d'airain, ceux qui essaient de lutter à
l'encontre de pratiques indignes de la science, indignes du
haut enseignement. Est-ce à dire qu'il faille se décourager,
déposer les armes, déserter le champ de bataille? Non,
certes. Si jusqu'à présent le public a refusé de nous suivre;
si les physiologistes — à l'exception de ceux d'Angleterre,
et encore très partiellement — ont le droit, dont ils usent
et abusent chaque jour davantage, d'expérimenter à
volonté, à satiété même, puisqu'ils n'ont d'autre frein que
leur propre caprice; si, non contents des laboratoires qui
existent, ils demandent qu'il en soit créé de nouveaux,
ou, avec M. Beaunis, vont jusqu'à réclamer que chaque
étudiant ait le sien; s'il semble que tous les efforts tentés
pour abolir ou restreindre les vivisections soient restés
vains; — si tout cela, malheureusement, n'est que trop
vrai, il y a cependant, d'autre part, des motifs de nous
réjouir, de nous encourager. Celui-ci, par exemple, qui
pour avoir passé inaperçu n'en a pas moins, à nos yeux —
pour l'avenir sinon pour le présent — une certaine valeur,
surtout si nous le rapprochons de certaines affirmations
très catégoriques rappelées dans ce travail : il existait à
Paris un recueil : *Archives de Physiologie normale et pathologique*, fondé il y a quelque vingt ans par MM. Brown-
Séquard, Charcot et Vulpian.

Ce recueil s'est récemment dédoublé pour faire place à :
1° Une publication qui conserve le même titre, avec, comme
directeur, M. Brown-Séquard, et, comme sous-directeurs,
MM. Dastres et François Franck; — 2° les *Archives de
Médecine expérimentale et d'Anatomie pathologique*, dirigées
par M. Charcot avec un comité de rédaction composé de
MM. Grancher, Lépine, Strauss et Joffroy. Dans les deux
publications, il est fait une large part à la microbie; mais
celle de M. Charcot *annonce sa préférence pour l'anatomie
pathologique, éclairée et comme vivifiée par l'observation
clinique.*

Cette scission nous paraît d'un favorable augure. Il n'est

pas indifférent de voir un homme comme M. Charcot, suivi de beaucoup d'autres hommes de valeur, se détourner de la physiologie expérimentale !

Autre signe des temps : la *Revue générale de Physiologie* (1883, p. 24), parlant de la vivisection et du droit pour la Science de la pratiquer, disait que, ni d'un côté ni de l'autre, aucun argument nouveau ne pouvait plus guère être donné : au point de vue théorique, la question serait définitivement jugée.

« Quant à la vivisection, ajoutait-elle, pratiquée publiquement, il peut y avoir discussion à cet égard. Prohibition est un très gros mot, et il vaudrait peut-être mieux avoir confiance dans l'humanité des professeurs de physiologie. On peut être assuré qu'ils n'en useront qu'autant qu'il y aura nécessité absolue. »

La confiance qu'on nous réclame nous fait de tous points défaut. Mais il nous plaît d'entendre dire par un partisan de la vivisection qu'on peut discuter la question de savoir jusqu'à quelle limite les expériences doivent être autorisées. C'est une concession que nous joignons bien volontiers à nos autres arguments.

Est-ce tout ? Non ; les hommes de talent et de dévouement — de véritables bienfaiteurs de l'humanité, ceux-là — qui joignent leurs efforts aux nôtres pour travailler soit à restreindre, soit à abolir totalement la vivisection, semblent devenir de jour en jour plus nombreux. Nous ne répéterons pas une fois de plus leurs noms. On les connaît. Puis, combien sont-ils ceux qui, sans se prononcer ouvertement, sont cependant de cœur et d'intention avec nous ? Parmi les médecins, le nombre en est considérable (47). Vienne une occasion favorable, et le silence qu'ils gardent aujourd'hui, par une prudence trop timorée qui ressemble fort à une lâcheté morale, ils le rompront, ils déclareront ce qu'ils sont, ce qu'ils veulent. Beaucoup l'ont déjà fait ; d'autres, sûrement, suivront.

Les journaux, les feuilles volantes distribués çà et là
font aussi leur œuvre. Les faits, petit à petit, arrivent à
la connaissance du grand nombre qui les ignorait naguère,
et suscitent à notre cause de nouvelles adhésions. Le travail
est lent, beaucoup trop lent, à notre gré; il se fait pourtant, il s'étend, il grandit, il gagne. J'ai le regret de dire
que notre chère France, sous ce rapport, est en arrière
— très en arrière — de certains autres pays. Le *Bulletin
de la Société contre la Vivisection* ne paraît guère qu'une
fois par an; ce n'est pas assez. Espérons mieux de l'avenir.
Des journaux, comme le *Thier. und Menschenfreud*
(Dresde), comme *The Zoophilist* (Londres) et autres font
un bien considérable. Ne s'en créera-t-il point de semblables en France, ou plutôt le *Bulletin de la Société* ne
deviendra-t-il pas périodique: mensuel ou, au moins,
trimestriel?

Mais j'admets qu'il n'y ait pas, encourageant et fortifiant
notre cause, tous les hommes de science que nous avons
vus; j'admets que le public qui nous suit soit moins nombreux qu'il n'est et moins zélé; j'admets que les journaux
trouvent plus de difficultés à pénétrer dans certains
milieux : dans ce cas, le plus défavorable qu'on voudra,
conviendrait-il de renoncer à la tâche que des hommes et
des femmes de cœur se sont imposée? Point. Peu ou beaucoup, qu'importe! L'essentiel est de savoir que l'on est
dans le vrai, qu'on lutte pour une cause juste, qu'on a
pour soi le droit, que la conscience commande. Cela et le
feu sacré, il n'en faut pas davantage pour persévérer
jusqu'au bout. Le succès couronnera-t-il nos efforts? Je le
crois, j'en suis convaincu; la lumière se fera, la pitié et
la justice auront leur jour. Mais nous ne sommes pas
obligés de réussir. Fais ce que dois, advienne que pourra!
A nous l'obéissance et le travail. A un autre ce qui les
fait fructifier.

Toutes les grandes questions qui, successivement, dans

le cours des siècles, sont venues frapper à la porte de l'esprit humain ont eu, d'abord, contre elles la grande masse des ignorants et des intéressés. Qu'est-il arrivé cependant? C'est que les hommes de bien, promoteurs et défenseurs du progrès contre la routine, du bien contre le mal, de la justice contre l'injustice, de la lumière contre les ténèbres, de la miséricorde contre les lois de mort, entrèrent en lutte, combattirent, se dévouèrent. Repoussés ils revenaient à la charge, infatigables, sans se lasser. Mouraient-ils à la tâche : des disciples formés à leur école reprenaient l'œuvre interrompue. Petit à petit, l'idée gagnait du terrain, pénétrait les intelligences, emplissait en quelque sorte l'air, se frayait un passage jusqu'aux plus rebelles. L'impossible se réalisait. Utopie hier, aujourd'hui vérité. Le progrès est œuvre de temps, de patience, de dévouement, d'héroïsme (48).

Ils étaient rares ceux qui, à l'origine, voulaient l'abolition de l'esclavage. Ils avaient contre eux les intérêts menacés, des habitudes séculaires, la Bible, la religion, l'Église, Dieu même. La tâche était énorme, au-dessus des forces humaines : ils ne reculèrent pas, regardant, non pas aux obstacles à vaincre, aux préjugés à déraciner, mais au but qu'ils s'étaient promis d'atteindre. But grand entre tous : il ne s'agissait de rien moins que d'une œuvre de réparation, de relèvement, de justice et de salut pour des millions d'êtres humains dont les droits méconnus étaient foulés aux pieds, qu'aucune loi ne protégeait contre le caprice ou l'arbitraire.

Partis en guerre, les abolitionnistes parlèrent, écrivirent, menacèrent, supplièrent. Une à une, les horreurs dont l'esclavage était la cause ou l'occasion étaient étalées, plaies hideuses et mortelles, aux yeux de tous. La pitié, l'indignation, l'intérêt, l'amour, la communauté d'origine, la justice, la fraternité, tous les sentiments capables de remuer et de faire vibrer l'âme humaine étaient appelés à la rescousse. On sait le reste.

La tolérance, la liberté de conscience, la liberté de culte, la liberté et l'égalité politiques, tous les droits humains ont été, tour à tour, tenus pour choses détestables et odieuses, dont il fallait, fût-ce au prix de fleuves de sang, empêcher la réalisation. Mais des lutteurs étaient là, prêts à tous les sacrifices, dévoués jusqu'à la mort. Nous vivons de leurs triomphes.

L'opinion publique ne se déclarait-elle pas aussi contre la réglementation du travail des femmes et des enfants dans les fabriques, contre l'instruction obligatoire, invoquant, par un étrange abus de mots, la liberté, le droit du père de famille, comme si celui-ci, par un retour de quelque quinze ou dix-huit siècles en arrière, avait encore sur les siens droit de vie et de mort? Ici comme là, grâce à un petit nombre d'hommes généreux, infatigables, la justice, l'humanité ont fini par avoir raison de toutes les dificultés.....

Eh bien! ce qui a été possible pour l'esclavage, pour la tolérance, pour la liberté, pour tant d'autres progrès accomplis par la lente accumulation des efforts des générations successives doit être, est possible aussi pour la vivisection.

Qu'on ne nous dise pas qu'ici les intérêts en cause sont d'ordre inférieur, qu'il n'y a aucun rapport à établir entre les grandes luttes du passé et celle dont il s'agit à présent. Nous avons assez montré que, dans la vivisection, l'homme est partie intéressée tout autant que l'animal. Les mœurs qu'elle crée, les espérances qu'elle surexcite pour les tromper ensuite, la folie de l'expérimentation qui pousse à renouveler sur la race humaine les tentatives faites sur les espèces animales, les exemples que nous avons cités, toutes ces choses ensemble ne peuvent laisser aucun doute, dans l'esprit non prévenu, sur les dangers que nous fait courir à nous, personnellement, la physiologie expérimentale. Et, d'ailleurs, il ne s'agit pas ici de l'intérêt, d'un intérêt vulgaire et mesquin. Il s'agit de savoir si l'homme

a le droit, s'il est conforme à une saine et stricte morale
de faire souffrir capricieusement, sans frein ni mesure,
des êtres qui sentent, qui comprennent, qui aiment, dont
quelques-uns sont nos meilleurs amis, les meilleurs amis
du pauvre, et qui, pour la plupart, nous rendent les plus
éminents services. Ainsi posée, la question ne saurait être
douteuse.

Sans donc nous laisser arrêter par les raisonnements
spécieux de nos antagonistes, par leurs sophismes plus ou
moins subtils, forts de notre bon droit et de notre devoir,
conscients de l'œuvre excellente que nous poursuivons, —
allons de l'avant, parlons, écrivons, instruisons sans
nous lasser, sans nous laisser rebuter par rien, jusqu'à ce
que nous ayons réussi à secouer la torpeur des indiffé-
rents, à ébranler la confiante assurance de ceux qui se livrent à ces pratiques; en un mot, luttons et combattons
jusqu'à ce que nous ayons fait inscrire dans la loi et dans
les mœurs : d'abord, s'il le faut absolument, la restric-
tion des vivisections; ensuite, ce premier pas franchi, leur
abolition totale!

NOTES ET COMMENTAIRES

Page 1 (1). — Le mot *savant* nous paraît ici fort peu à
sa place. Le vivisecteur n'est pas un savant; il pourrait,
plutôt, être dit un *insavant*, si le mot était dans notre
langue. C'est un « *insciens* », un *qui ne sait pas*. Il ne sait
pas, quand il imagine un supplice nouveau; il ne sait pas
encore, quand il l'a répété. C'est parce qu'il ne sait pas
qu'il se trompe quand il affirme. Le professeur Tillaux, qui
fut un grand savant, un grand chirurgien et un grand honnête homme, put démontrer sur une blessée accidentelle
la transformation en nerf moteur d'un nerf sensitif, fait
considéré comme impossible par le vivisecteur Vulpian.   .

Page 1 (2). — Nous ne voulons pas même laisser aux
vivisecteurs cette excuse : « Ils se figurent, par leurs procédés inhumains, servir la Science ». Non, ils ne peuvent
avoir cette illusion, car, dans leurs expériences ils ne
réalisent jamais les conditions ordinaires de la vie, et de
lésion je dirai courante. Ils font de l'*anormal* et de l'extraordinaire, coupent, tranche par tranche, un cerveau,
résèquent un organe essentiel, font absorber des doses
énormes de poison ; ils créent de la souffrance inusitée, la
mort extravagante: ils ne découvrent rien, et ne peuvent
rien découvrir, par cette méthode insensée.

Page 2 (3). — La vivisection ainsi comprise est une
véritable expérimentation. L'opération que doit subir le
condamné à mort est, en même temps, un espoir de salut,
car il peut guérir, et une expiation au point de vue social.

Coupable envers ses semblables, il leur devient utile en servant de sujet d'expérience. C'est grâce à cette méthode pénale que la *taille* devint une opération courante.

A Chicago, une nouvelle loi permet au condamné à mort de choisir entre la pendaison et la vivisection; on en a fait récemment (29 octobre 1905) la première application.

Un condamné à mort, Jean Hoch, a déclaré mettre son corps à la disposition de la Science. « Il veut servir l'humanité en se faisant vivisectionner. Il croit, d'ailleurs, qu'après quelques opérations ses plaies chirurgicales seront guéries... » (*Les journaux.*)

Page 2 (4). — Galien, commençant la vivisection, introduisit en même temps l'erreur dans l'anatomie et dans la physiologie. Disséquant des singes, il fit croire que l'homme avait, comme le singe, un os, l'intermaxillaire, distinct, à la mâchoire supérieure.

Page 3 (5). — L'extirpation et la mutilation d'organes ne font jamais arriver à la connaissance des fonctions que ces mêmes organes accomplissent dans le corps, car tous ces organes ont des suppléants plus ou moins sains, c'est-à-dire plus ou moins aptes à les remplacer dans leurs fonctions. Voilà pourquoi certains animaux survivent assez longtemps à des mutilations atroces qui, sur l'heure, en font périr le plus grand nombre. En d'autres termes, il y a des *vitalités personnelles* qu'il est impossible d'apprécier.

Page 3 (6). — Pour notre part, nous pensons que l'auteur se trompe sur la cause de la naissance de la vivisection. Au Moyen Age, les instincts humains de férocité étaient suffisamment satisfaits dans les luttes de tous les jours, de ville à ville, d'homme à homme. A la Renaissance, cette lutte est moins âpre; les codes criminels s'édictent, les pénalités s'aggravent. Sous peine de tomber sous le coup des lois, ceux qui veulent tuer, torturer, sont obligés de s'en prendre à l'animal, et non plus à l'homme comme auparavant.

Page 3 (7). — En effet, tous : Vésale, Fallope, Harvey, Graaf, Aselli, Haller, sont des anatomistes, non des vivisecteurs. Haller était surtout botaniste, et poète aussi. La découverte de vaisseaux chylifères, par Aselli, fut une découverte de hasard, ne résultant pas d'une expérience voulue. Aselli disséquait un chien, mort peu de temps après avoir mangé, quand il vit, dans ce cadavre ouvert, les vaisseaux gonflés de chyle. Vésale avait une telle horreur de la vivisection, qu'il fit un pèlerinage en Terre-Sainte pour expier la dissection trop hâtive d'un cadavre qui avait encore gardé quelque vie.

Page 4 (8). — Nous ne sommes pas de l'avis de l'auteur. Pour nous, la vivisection perd du terrain, en vertu même du peu de résultats ou même des résultats négatifs qu'elle donne scientifiquement. Ce n'est pas une question de morale; l'homme étant habitué à fouler aux pieds toute morale, quand il s'agit de ses intérêts, renonce à la vivisection par intérêt, tout simplement.

Nous extrayons d'une leçon du professeur Debove, Doyen de la Faculté de Médecine de Paris, le passage suivant d'une leçon faite le 5 septembre 1905, sur l'altération du sang nommée *leucémie* : « Vous me direz que l'expérience (injecter dans les veines du sang leucémique pour voir si la maladie est parasitaire) pourrait être faite sur des animaux; elle a été fréquemment tentée, sans d'ailleurs donner aucun résultat. Ces résultats négatifs *ne prouvent du reste rien*, car beaucoup de maladies ne sont pas transmissibles d'une espèce à l'autre, et je ne connais pas d'observation de leucémie ayant évolué chez les animaux ».

Page 4 (9). — Nous ne partageons pas cette opinion de l'auteur, du moins en ce qui concerne les hôpitaux de Paris, où les étudiants sont assez nombreux pour qu'on n'ait pas à les attirer par des spectacles malsains. Les laboratoires des hôpitaux ne sont pas des laboratoires de vivisection ; on y a fort à faire déjà en étudiant, au point de vue de l'anatomie pathologique pure, les organes provenant soit des opérations, soit des autopsies.

Page 4 (10). — Nous avouons ne pas bien comprendre cette phrase de Beaunis : « Une connaissance parfaite de la structure des animaux *les plus employés*, est indispensable à l'opérateur ». Les animaux les plus employés sont-ils ceux qui servent ordinairement de sujets aux vivisecteurs : lapin, cobaye, chien ? L'opérateur est sans doute ici le vivisecteur.

Page 5 (11). — A Paris, il est certain que pour les étudiants français, il n'en est pas ainsi, en général : les travaux pratiques de physiologie, qui, de mon temps du moins, n'étaient pas obligatoires, étaient peu suivis. Je me rappelle, à ce propos, une scène assez comique. Il s'agissait d'élever une statue au grand Broca ; l'étudiant donnait peu.

Feu Laborde, directeur des travaux pratiques de physiologie, eut la bonne idée, en présentant la liste de souscription à la statue, de délivrer l'attestation d'assiduité à ses travaux de vivisection. On tirait 1 franc de sa poche et l'échange se faisait à la satisfaction de tous.

Quant aux femmes, je les lave ici du reproche qui leur est fait. J'ai connu pour ma part une étudiante française qui donnait à manger aux chiens destinés à la vivisection. Les étudiantes étrangères, élèves de Laborde, peu nombreuses, étaient de ces neurasthéniques qui venaient chercher en France les diplômes qu'elles n'auraient pu gagner dans leur pays, faute d'instruction suffisante.

Page 5 (**12**). — Le personnel sera toujours d'une insuffisance notoire, dans les laboratoires de physiologie. Le public de ces laboratoires est forcément restreint : il faut un tempérament spécial pour assister de sang-froid à ces boucheries. Quand un professeur, aujourd'hui décédé, de l'École de Médecine, M. Laboulbène, chargé du cours de l'Histoire médicale, annonça, croyant s'attirer des auditeurs, qu'il recommencerait en plein cours les vivisections de Galien, il fut averti par affiche qu'on le forcerait de quitter sa chaire, s'il exécutait ce projet : il y renonça.

Page 6 (**13**). — En effet, cette tare de la vivisection n'a, pas Dieu merci ! atteint beaucoup d'individus. A mesure que les idées de respect de l'être vivant — je ne dirai pas seulement de l'être humain — pénètrent dans les masses, la vivisection perd du terrain. Elle est plus que cruelle, elle est *injuste*.

Page 6 (**14**). — Oui, la physiologie est nécessaire au médecin ; mais M. Beaunis oublie que la vivisection, telle qu'il la pratique et la prêche, ne mène pas à la découverte des lois physiologiques humaines. Comme nous le disions dans notre Discours prononcé à la séance plénière du 13e Congrès international de l'Union protectrice des Animaux, le 21 juillet 1900, on conçoit que, dans ces conditions, on ne puisse attribuer à la physiologie aucune découverte biologique. « La confusion, disait à ce propos Ch. Bell, est le plus saillant résultat de la vivisection ; elle constitue pour la science un état d'anomalie des plus dangereux. » « Je ne puis croire, dit-il encore, que ceux qui se rendent coupables de nombreuses cruautés possèdent les aptitudes intellectuelles requises pour la découverte et l'appréciation des lois naturelles » ; et enfin, il affirme, dans *The nervous system of the human body* (*Système nerveux du corps humain*) que « les expériences n'ont jamais conduit à des découvertes ».

Un coup d'œil jeté sur les travaux les plus récents de la physiologie montre du reste que « la vivisection a perpétué plus d'erreurs qu'elle n'a confirmé de vérités ».

A propos du mode d'accroissement et d'ossification des os, Lawson-Tait écrit, en parlant de Duverney : « Tant qu'il s'en tint à ses opérations cliniques et à ses dissections anatomiques, il arriva à des conclusions justes : mais dès qu'il entra dans l'arène vivisectrice, il alla tout de travers ». Et sur le même sujet il ajoute : « Il serait vraiment amusant de lire les comptes rendus des recherches de Sue, de Bordenave, Delius, Bethleef, Fougeroux, et tant d'autres expérimentateurs, si la bizarrerie de leurs mutuelles contradictions n'était tristement gâtée par le récit des tortures qu'ils infligeaient en pure perte à des myriades d'animaux ».

C'est Bell, nous le répétons, et non pas le vivisecteur Magendie, qui distingua le premier les racines motrices, des racines sensitives des nerfs. La transfusion du sang, la trépanation, la moderne opothérapie même, sont des procédés usités de toute antiquité, en dehors de la vivisection.

La découverte de Galvani est due à l'observation seule; il en est de même de la découverte de Harvey, qui eut l'idée des grandes lois de la circulation du sang à la suite de recherches sur le cadavre. La plus merveilleuse des découvertes scientifiques, l'anesthésie, n'est pas due à la vivisection : Simpson l'expérimenta sur lui-même. L'antisepsie, qui a révolutionné l'art de guérir, est encore due à l'observation, et non à la vivisection. Il en est ainsi de tous les grands progrès accomplis dans la médecine et dans la chirurgie : c'est à l'observation seule qu'on les doit, comme tout ce que nous savons du reste en thérapeutique, en physiologie et en pathologie; et toutes les découvertes attribuées à la vivisection ne sont que des titres d'invention honteusement usurpés.

La vivisection a-t-elle aidé au diagnostic et à la curation des maladies humaines? Même réponse négative.

Page 7 (**15**). — Cette idée que tout candidat-médecin devrait avoir son laboratoire à domicile, son atelier de torture privé, comme les Romains avaient leur *carcer privatus*, est véritablement monstrueuse. Quoi, faire un médecin, ce n'est pas le forcer à réaliser des découvertes, en admettant même, ce que nous nions, que la vivisection soit un élément de découvertes : c'est lui apprendre, à l'aide des données physiologiques et pathologiques connues, à examiner un malade, à faire par élimination le diagnostic de sa maladie, à instituer un traitement; c'est aussi lui donner une éducation morale, le rendre patient, doux, pitoyable, charitable, lui inspirer l'horreur de la souffrance et de la mort, — car il doit toujours consoler et soulager, quand il ne peut pas guérir.

Page 8 (**16**). — Qui dit vivant dit sensible, et mieux : doué de sensibilité consciente. Nous n'en sommes plus aux idées de Descartes et de Malebranche, et c'est peut-être la seule découverte que nous devions à la vivisection : l'animal *souffre consciemment*, et cela seul devrait le rendre sacré. Nous n'avons le droit d'infliger une peine qu'en cas de culpabilité: délit ou crime. C'est un principe base de toute législation pénale.

Page 11 (**17**). — On ne s'attendait guère à trouver le corset en cette affaire. Le corset instrument de vivisection! Qu'en disent les femmes? Elles n'auront pas un mot de pitié pour les lapins du docteur Neftel: elles-mêmes ne supportent-elles pas volontairement les mêmes tortures?

Page 11 (**18**). — A quelle loi physiologique cette expérience peut-elle mener? Combien, à ces vivisections stupides, nous préférons les expériences véritablement physiologiques faites au mois de juillet dernier (1905), au sommet du Mont-Blanc, par les docteurs Guillemord et Moog. Ces savants (ceux-ci n'ont pas voulu voler le titre) sont arrivés à une notion fixe, à une *connaissance* réelle, par leurs expériences : ils ont voulu étudier sur eux-mêmes l'influence que peut avoir l'altitude sur la nutritrition générale. Ils ont passé une semaine à l'observatoire du Mont-Blanc, et ont constaté que, par suite de la diminution de pression atmosphérique, les phéno-mènes intérieurs d'oxydation se trouvent entravés. Il en résulte une élaboration exagérée de substances toxiques, expliquant les symptômes du mal de montagne. L'accou-tumance s'acquiert au bout de quelques jours, à la suite d'une élimination urinaire qui rappelle la crise survenant à la fin des maladies infectieuses. Voilà de la véritable physiologie médicale, à une époque où la cure de monta-gne est si souvent ordonnée.

Page 14 (19). — Le principe que la fin justifie les moyens, sera toujours, en morale, discutable ; voilà pour-quoi nous le laissons de côté dans la discussion de la vivisection qui ne crée que l'erreur, en vertu même de ce principe élémentaire que non seulement dans des espèces différentes, mais dans une même espèce, chaque orga-nisme individuel montre une activité spéciale à lui seul, dans la manière d'accomplir, en lui-même, ces métamor-phoses de la matière qui font le mouvement et la vie.

Ainsi, au point de vue de la nutrition, ce phénomène vital de premier ordre, le taux d'ingesta et d'excreta, est si différent pour chaque personne, par kilogramme corporel, que Bouchard a pu dire : « Le kilogramme corporel n'est pas une unité qu'on puisse adopter comme terme de comparaison, pour l'estimation de l'intensité nutritive ».

Page 15 (20). — Non, il n'en est pas ainsi de la vivi-section. C'était à l'individu qu'on voulait sauver pour l'éternité, qu'on imposait la torture temporaire. Nous ne l'approuvons pas, bien entendu ; mais nous la comprenons et nous l'excusons, au nom de la logique. C'était une sorte de chirurgie morale : opérer pour sauver. La vivisection torture un chien pour sauver un homme qu'on n'aura jamais à sauver, car il ne présentera jamais les lésions que le vivisecteur crée chez l'animal en expérience.

Page 23 (21). — Oui, l'état mental du vivisecteur est tout entier dans cette phrase de Cyon : « Celui qui recule avec horreur devant la vivisection d'un animal, celui qui procède à une vivisection comme à une nécessité désagréable, celui-là pourra bien répéter telle ou telle vivisection, mais il ne deviendra jamais un artiste en vivisection ». Il doit avoir une « excitation joyeuse, une jouissance », et cela seul condamne le vivisecteur. Quand un acte cruel, injuste, mène à un résultat qu'on croit heureux, bon, certaines consciences peuvent, de bonne foi, commettre l'acte, mais elles le déplorent. Ainsi, quand Dornier, l'un des Conventionnels de la Haute-Saône, dont j'ai publié récemment l'histoire, condamnait Louis XVI à la peine de mort, voici comment il s'exprimait : « Ma conscience ne me permettant pas de transiger avec les principes de la loi et de la justice éternelle, qui sont les bases fondamentales des droits de l'homme, j'ouvre ce livre sacré, je trouve que Louis Capet, conspirateur, traître et parjure, a mérité la peine de mort, *et c'est avec regret pour l'humanité que j'y conclus et pour la dernière fois de ma vie* ».

De même Robespierre, qui regardait la peine de mort comme nécessaire en matière politique, était ennemi de cette même peine en matière criminelle, et en demandait l'abolition.

Page 25 (22). — Oui, c'est cela, les vivisecteurs toujours jugés par eux-mêmes. Non pas chercher la vérité, mais « réduire au minimum la valeur » des recherches du vivisecteur rival.

Page 41 (23). — Qu'on se rassure; il n'y a pas de talent perdu, la vivisection n'exigeant que la dextérité et l'adresse manuelle du boucher, avec l'insensibilité du bourreau.

Page 60 (24). — L'explication nous paraît un peu fantaisiste : transmission de la pensée, 1ᵉʳ phénomène; obéissance pathologique du corps à l'âme, 2ᵉ phénomène. Cela demanderait à être prouvé. Ne pourrait-on répéter ce que nous avons déjà dit (note 19) : Les phénomènes de la nutrition, et, en général, tous les phénomènes organiques varient dans chaque espèce selon la classe sociale de l'individu; ils ne sont pas les mêmes à la campagne qu'à la ville, et, à plus forte raison, sous un climat chaud que sous un climat froid.

Page 60 (25). — Les vivisecteurs ne sont pas les courtisans de la science; ils n'en sont que les cambrioleurs; ils en prennent la lettre, c'est-à-dire la langue, mais n'en possèdent pas l'esprit.

Page 92 (26). — Même au point de vue pénal, ces expériences n'ont aucune importance. Elles ne fournissent aucun argument contre la peine de mort, puisque, et c'est toujours à répéter pour toute expérience de vivisection, jamais les conditions de l'expérience ne se présentent réellement et spontanément — et particulièrement ici, — dans la décapitation d'un humain. Peu importe qu'on puisse prolonger 15 minutes 30 secondes les souffrances d'un décapité, puisqu'on ne le fait pas dans la pratique.

Page 99 (27). — Nous avons fait à ce sujet la proposition suivante dans notre *Discours au Congrès de 1900,* nous appuyant sur la loi déjà votée en Angleterre : « La loi anglaise, adoptée le 11 août 1876, pour limiter la vivisection, sera votée et appliquée dans toute sa rigueur en France ».

On sait que cette loi rend obligatoires les dispositions ci-après. On ne doit instituer aucune expérience calculée pour causer de la douleur sur les chiens, chats, chevaux, ânes ou mulets, à moins qu'on n'apporte une attestation légalisée, laquelle déclare, avec spécification des raisons, que l'expérience manquerait nécessairement son but si elle n'était faite sur un de ces animaux, et qu'aucune autre espèce ne saurait être employée dans le même but.

Les expériences de vivisection ne peuvent illustrer les cours ou conférences publiques ou privées. Elles sont défendues à ceux qui veulent s'exercer et acquérir l'habileté manuelle nécessaire. Les personnes licenciées peuvent, seules, faire des expériences, dans le but d'étendre les connaissances physiologiques par des découvertes naturelles, ou bien pour augmenter les connaissances utiles à la prolongation de la vie humaine ou à l'allégement de ses souffrances ; mais dans ce cas, l'animal doit être complètement anesthésié, et on doit le tuer pendant qu'il l'est encore, dans tous les cas où l'animal a subi de graves opérations et où la douleur pourrait se faire sentir au réveil.

Quand c'est un professeur qui demande l'autorisation exceptionnelle, il faut qu'un autre professeur donne l'attestation nécessaire. Les attestations sont données seulement pour un certain temps, ou pour une série d'épreuves.

Cette loi respecterait en même temps les intérêts de la morale et les intérêts de la science, s'il n'était pas regrettable qu'elle ne trouve son application que sur un groupe très limité d'animaux, et ne comprenne pas les invertébrés dans une efficace protection.

Comme sanction de cette loi, ceux qui la violent,

subissent une amende de 100 francs, et six mois de prison en cas de récidive.

Page 127 (28). — La théorie de Claude Bernard est oubliée ; celle de Bouchard, du ralentissement nutritif, est fortement battue en brèche ; il n'y aurait, dans ce prétendu ralentissement, que des phénomènes d'intoxication, des fièvres toxiques.

Page 145 (29). — Ces questions sont étudiées aujourd'hui physiologiquement. L'examen du sang est devenu chose courante ; quant à la température du sang, on y attache moins d'importance qu'autrefois. On sait que la température du sang est très variable, étant influençable par le travail musculaire, la température du milieu ambiant, etc., et l'étude des différences de degrés de chaleur du sang artériel et du sang veineux n'est plus qu'une vieille question empruntée à la métaphysique médicale.

Page 161 (30). — On peut dire plus exactement qu'on manque *toujours* « d'une base satisfaisante en ce qui concerne la forme et l'action du poison », non seulement pour des espèces différentes (les porcs résistent à presque tous les poisons, le crapaud peut avaler sans dommage de l'acide prussique, la gazelle mange la plante qui fournit le terrible poison des Touareg), mais, dans l'espèce humaine, subsistent, d'individu à individu, les mêmes difficultés et les mêmes causes d'erreur. Il faudrait faire intervenir non seulement le poids, la taille, l'âge, la surface corporelle du sujet en expérience, mais encore son activité individuelle et sa puissance de sécrétion et d'excrétion, facteurs impossibles à mesurer.

Page 161. (31). — Ajoutons à l'acide salicylique des corps bien plus inoffensifs : l'antipyrine, l'acide borique, les bromures, etc., qui peuvent causer des désordres

graves chez certaines personnes. Étant donné deux
malades, il n'y a jamais identité d'effets produits par
l'absorption d'une même dose d'un même médicament.

Page 179 (32). — Dire la vivisection « légitime en soi »,
ce serait l'absoudre ; il faut affirmer, au contraire, qu'elle
n'est pas légitime en soi. L'expérimentation, c'est-à-dire
l'acte d'aller au-devant des phénomènes de la nature,
l'épreuve, l'essai, méthode dont la vivisection n'est que
l'exagération féroce, n'a jamais été un procédé médical,
parce que, dans ces épreuves sur la nature organique, on
ne dispose en aucune façon des forces qui produisent les
phénomènes. Observation et expectation, telles sont les
deux bases de la médecine. Hippocrate et ses disciples
avaient porté si loin l'art de l'observation, qu'ils recon-
naissaient avec un grand degré de probabilité l'ordre, la
succession des symptômes et l'issue des maladies. En 1802,
le professeur A. Colin, dans sa *Leçon d'ouverture du Cours
de Pathologie interne*, disait : « Il n'y a qu'une médecine, *la
médecine d'observation*. Tous les systèmes, toutes les théories, toutes les explications qui ne sont pas fondées sur
l'observation, sont plus ou moins fautifs ».

Page 180 (33). — Comme nous le disons dans la note
précédente, en biologie l'expérience ne peut être préparée,
parce que les phénomènes se produisent dans chaque
expérience d'une façon muable et inconstante. Voilà pourquoi l'expérimentation, procédé facile et sûr en chimie
inorganique, est un procédé qui induit toujours en erreur
en chimie organique, qui est la chimie des corps vivants.

Page 183 (34). — L'être vivant est en perpétuel état de
changement et d'évolution, comment peut-il être un objet
d'expérimentation ? Il y a pour chacun de nous, des
manières individuelles d'utiliser son organisme, d'accomplir en soi les métamorphoses de la matière.

Page 198 (35). — La vivisection, nous le répétons, « ne fait pas marcher la science »; mais la fît-elle marcher, *elle ne serait pas excusable*. Dans le crime, on n'a pas à voir le motif, mais le fait. Il n'est pas un criminel qui ne cherche à utiliser son crime. Si l'on ne considère que l'utilité, le jeune voleur a plus de droit à la fortune que le vieillard qu'il assassine, et qui ne sait même pas jouir de son bien. C'est un principe très dangereux au point de vue social.

Page 204 (36). — Certains de nos fonctionnaires coloniaux, plus francs que nos physiologistes, font de la vivisection sans invoquer de prétextes scientifiques.

Page 204 (37). — Claude Bernard, vivisecteur et non médecin praticien, calomniait les médecins des hôpitaux. On ne fait pas d'*expériences* dans les hôpitaux, mais des observations; on n'essaie pas sur des malades des poisons, « même essayés sur des chiens dans des laboratoires de physiologie ». L'auteur avance, quelques lignes plus loin, ceci : « Je ne sais plus quel médecin a dit : La morale des laboratoires et du pavillon d'opérations est aussi celle de la salle d'hôpital, et l'on prête aussi peu d'attention aux souffrances des malades qu'aux souffrances des animaux ». J'affirme, moi, que ce médecin devait être seulement un vivisecteur.

Page 210 (38). — Il est moins immoral et moins inutile d'inoculer, probablement et sûrement, avec son consentement, la lèpre à un condamné à mort, que de tuer d'*innombrables animaux*. Il pouvait être utile, au point de vue de l'isolement des lépreux, de savoir si la lèpre est inoculable, donc contagieuse, — question qui n'est pas encore élucidée, car là encore l'épreuve est douteuse, l'inoculation ne réalisant pas les conditions de la contagion ordinaire.

Page 211 (39). — Toujours l'impossibilité de limiter la lésion ; tous les cerveaux ne sont pas identiques.

Page 212 (40). — Le fait me semble invraisemblable ; il y aurait là, à la fois, un manque de convenance et de précautions. Il est probable que cet accouchement était une véritable opération chirurgicale, opération césarienne, etc., et que la patiente était endormie.

Page 214 (41). — Le vivisecteur n'est pas un médecin ; le métier de valet de bourreau ne satisferait pas ses instincts cruels, la décollation étant une opération trop rapide.

Page 220 (42). — Si, la science est tout, la conscience est encore la science intérieure ; mais la science n'a jamais soutenu le droit brutal du fort contre le faible.

Page 225 (43). — Nous ne voulons pas le croire, car en chirurgie l'intérêt de la science se confond avec l'intérêt du malade. Que serait, au point de vue chirurgical, cette science abstraite qui n'aurait pas pour but, en opérant, de guérir ? Un chirurgien vivisecteur pourrait seul faire de telles opérations.

Page 227 (44). — Dans un des nombreux articles que j'ai écrits sur la vivisection, j'ai montré combien de vivisecteurs avaient été frappés de folie. Citons parmi les morts seulement Flourens et Emile Blanchard. Ce dernier, devenu aveugle, voyait sans cesse passer devant lui, grimaçantes et menaçantes, les bêtes qu'il avait torturées ; Flourens, en proie à des hallucinations, parcourait la nuit les allées du Jardin des Plantes, en aboyant et en poussant des hurlements, etc.

Page 228 (45). — Je tiens à laver la Société protec-

trice des animaux du reproche qui lui est adressé ici ;
c'est comme administrateur de la Société de Paris que j'ai
fait un discours contre la vivisection au XIII⁰ Congrès
international de l'Union protectrice des Animaux, en juillet 1900 ; mais les Sociétés protectrices en France ne peuvent agir activement contre la vivisection, qu'aucune loi,
jusqu'à présent, n'interdit ou ne règlemente ; elles ne
peuvent, pour le moment, qu'empêcher de tomber dans
l'oubli cette pauvre loi, la seule qui défende chez nous les
animaux : la loi Grammont.

Page 229 (46). — L'expérience le montre, malheureusement ; les cruautés humanitaires sont difficiles à faire
cesser. Il a fallu la levée en masse des philosophes du
xviiⁱᵉ siècle, pour faire abolir la torture, et les cruautés des
tortionnaires ne le cédaient en rien à celle de nos vivisecteurs : voir le musée de Nuremberg, et lire les arrêtés du
Parlement de Paris à propos des supplices de Ravaillac et
de Damiens. Quand Beccaria, en Italie, publiait son fameux
Traité des délits et des peines, demandant l'abolition de la
torture et l'adoucissement des procédés de l'instruction
secrète, il fut dénoncé, en Italie, comme dangereux et
antisocial ; il fut combattu, en France, par les criminalistes les plus distingués ; Mouillard de Bouillon, entre
autres, qui regardait la torture comme la base de la
science criminelle, écrivit un pamphlet fameux contre
Beccaria.

Page 231 (47). — La vivisection s'est perdue elle-même par son infécondité évidente ; on n'ose pas la
chasser encore de ses laboratoires, mais on essaie de la
mettre en dehors des études médicales proprement dites.
Dans un article sur la Réforme de l'Enseignement médical,
article publié le 8 novembre 1905, dans le *Bulletin médical*, le professeur Kirmisson se plaint de ce qu'on accorde
un développement trop considérable à l'étude des sciences

accessoires (lisez : physiologie), au détriment des études vraiment médicales, — l'anatomie et la clinique.

Page 233 (48). — Il ne faut pas se faire d'illusion : l'indignation, la communauté d'origine, la pitié, l'amour, la justice, tout cela ne fera rien contre la vivisection, si la loi ne donne à l'animal *des Droits*.

TABLE DES MATIÈRES

Typographie Fernand Schmidt, 5-7, av. Verdier, Grand-Montrouge (Seine).